Depressionen

M. GASTPAR · W. E. MÜLLER (HRSG.)

Depressionen

Versorgungsstrukturen und Behandlungsperspektiven

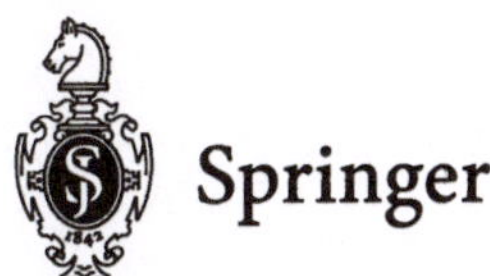

Springer

Prof. Dr. Markus Gastpar
Klinik für Psychiatrie und Psychotherapie
Rheinische Kliniken Essen
Virchowstraße 174
45147 Essen

Prof. Dr. Walter E. Müller
Pharmakologisches Institut der Johann Wolfgang Goethe-Universität
Biozentrum Niederursel
Marie-Curie-Straße 9
60439 Frankfurt/Main

ISBN 978-3-540-43209-8   ISBN 978-3-642-55982-2 (eBook)
DOI 10.1007/978-3-642-55982-2

Die Deutsche Bibliothek – CIP-Einheitsaufnahme
Depressionen / Hrsg.: Markus Gastpar; Walter E. Müller. – Berlin; Heidelberg; New York; Barcelona;
Hongkong; London; Mailand; Paris; Tokio: Springer, 2002

Springer-Verlag Berlin Heidelberg New York
ein Unternehmen der BertelsmannSpringer Science+Business Media GmbH

http://www.springer.de

Umschlaggestaltung: *design & production*, Heidelberg
Satz: K + V Fotosatz GmbH, Beerfelden

Gedruckt auf säurefreiem Papier   SPIN: 10863379   18/3130/ag – 5 4 3 2 1 0

Vorwort

Depressive Erkrankungen gehören zu den häufigsten medizinischen Problemen überhaupt und nehmen nach neueren epidemiologischen Untersuchungen in den jüngeren Jahrgängen eher noch zu. Von daher hat eine Studiengruppe der Weltbank auch prognostiziert, daß bis zum Jahr 2030 die depressiven Erkrankungen zu den drei medizinischen Top-Problemen gehören, die zu den größten ökonomischen und sozialen Auswirkungen in der Medizin führen. Andererseits zeigen verschiedene Studien, daß depressive Erkrankungen oft nicht erkannt und oft auch nicht optimal behandelt werden.

Es ist ein besonderer Verdienst der Firma Lundbeck GmbH in Hamburg, daß sie es ermöglicht hat, daß sich 22 Spezialistinnen und Spezialisten während zweier Tage an einem ruhigen Ort treffen konnten, um Strukturen, Abläufe und Maßnahmen zur optimalen Versorgung depressiver Patienten zu diskutieren. Dabei ging es einerseits um die verschiedenen Versorgungsstufen vom Hausarzt über den Facharzt und das Landeskrankenhaus bis hin zur Universitätsklinik, andererseits um Modelle der Qualitätssicherung und Qualitätsverbesserung im Rahmen der Arbeit mit depressiven Patienten. Schlußendlich wurden auch Probleme der Vorsorgung wie auch der Langzeitbehandlung und Prophylaxe diskutiert und heftig um den Umgang mit Kostenfaktoren gerungen.

Das vorliegende Buch enthält die überarbeiteten Vorträge dieser Arbeitstagung mit der jeweils weiterführenden Literatur, so daß das Werk insgesamt einen guten Einblick gibt in den Status der Depressionsbehandlung in Deutschland und seine Weiterentwicklungsmöglichkeiten. Gerade in der aktuellen Kostendiskussion sind die Aspekte des therapeutischen Drug-Monitorings, der Beachtung von Therapierichtlinien und des Umgangs mit Qualitätsmanagement von besonderer Bedeutung, damit ja nicht vergessen geht, daß es auch innerhalb ökonomischer Grenzen immer um die Optimierung und die Sicherung der Qualität unserer Arbeit mit depressiven Patienten gehen muß. In diesem Sinne wünsche ich dem Buch eine entsprechende, interessierte Leserschaft im medizinischen wie gesundheitspolitischen Bereich.

Essen, Januar 2002   M. Gastpar

Inhaltsverzeichnis

Verzeichnis erstgenannter Autoren

ALDENHOFF, JOSEF B., Prof. Dr. med.
Klinik für Psychiatrie und Psychotherapie
Christian-Albrecht-Universität Kiel
Niemannsweg 147
D-24105 Kiel

BARTH-STOPIK, ADELHEID, Dr. med.
Carmer Straße 7
D-10623 Berlin

BECKER, THOMAS, Prof. Dr. med.
Klinik für Psychiatrie Universität Leipzig
Liebigstraße 22
D-04103 Leipzig

DIEFENBACHER, ALBERT, Dr. med.
Abteilung für Psychiatrie und Psychotherapie
Ev. Krankenhaus Königin Elisabeth Herzberge
Herzbergestraße 79
D-10362 Berlin

FRITZE, JÜRGEN, Prof. Dr. med.
Leitender Arzt
Verband der Privaten Krankenversicherung e.V.
Bayenthalgürtel 26
D-50968 Köln

GASTPAR, MARKUS, Prof. Dr. med.
Klinik für Psychiatrie und Psychotherapie
Rheinische Kliniken Essen
Virchowstraße 174
D-45147 Essen

HAEN, EKKEHARD, Prof. Dr. med. Dr. rer. nat.
Klinische Pharmakologie/Psychopharmakologie und Psychotherapie
Universität Regensburg
Universitätsstraße 84
D-93053 Regensburg

HEGERL, ULRICH, Prof. Dr. med.
Psychiatrische Klinik
Ludwig-Maximilian-Universität
Nußbaumstraße 7
D-80336 München

HEINDL, ANDREA
Klinik für Psychiatrie und Psychotherapie
Bezirkskrankenhaus Bayreuth
Nordring 2
D-95445 Bayreuth

HERMANN, MARTIN, Prof. Dr. med.
Lehrgebiet Allgemeinmedizin
Medizinische Einrichtungen der Universität Essen
Hufelandstraße 55
D-45122 Essen

HIEMKE, CHRISTOPH, Prof. Dr. med.
Psychiatrische Klinik
Johannes Gutenberg-Universität Mainz
Untere Zahlbacher Straße 8
D-55101 Mainz

LAUX, G., Prof. Dr. med. Dipl.-Psych.
Bezirkskrankenhaus Gabersee
D-83512 Wasserburg a. Inn

LINDEN, MICHAEL, Prof. Dr. med. Dipl.-Psych.
Forschungsgruppe Ambulante Therapie
an der Psychiatrischen Klinik und Poliklinik der Freien Universität Berlin
Eschenallee 3
D-14050 Berlin

METZGER, RUDOLF, Dr. med.
Zentrum für Psychiatrie Bad Schussenried
Klosterhof 1
D-88427 Schussenried

MÜLLER, WALTER E., Prof. Dr. rer. nat.
Pharmakologisches Institut der J.W.G.-Universität
Biozentrum Niederursel
Marie-Curie-Straße 9
D-60439 Frankfurt/Main

STOPPE, GABRIELA, PD Dr. med.
Psychiatrische Klinik und Poliklinik
Georg-August-Universität
Von-Siebold-Straße 5
D-37075 Göttingen

VAN CALKER, DIETRICH, PD Dr. med.
Abteilung für Psychiatrie und Psychotherapie
Universitätsklinik für Psychiatrie und Psychosomatik
Haupstraße 5
D-79104 Freiburg

WOLFERSDORF, MANFRED, Prof. Dr. med.
Bezirkskrankenhaus Bayreuth
Klinik für Psychiatrie und Psychotherapie
Nordring 2
D-95445 Bayreuth

WOLSTEIN, JÖRG, Prof. Dr. med.
Fachbereich Sozialwesen
Universität Bamberg
Feldkirchenstraße 21
D-96045 Bamberg

KAPITEL 1

Der depressive Patient in der Hausarztpraxis 1

M. HERMANN

Das Schicksal des Mannes, der das Leben sieht, wie es ist,
und romantisch darüber denkt,
heißt Verzweiflung

George Bernard Shaw (1856–1905)

Häufigkeit, Vorkommen, Abgrenzung

Die Angaben über die Häufigkeit des Vorkommens depressiver Erkrankungen sind durchaus unterschiedlich. Mader und Weißgerber [1] sehen die Depression mit 5,6‰ an 41. Stelle ihrer Fälleverteilung in der Hausarztpraxis. Daneben finden sich dort jedoch auch die Diagnosen „Nervosität" mit 9,9‰ sowie „Mattigkeit allgemein" mit 7,9‰. Dies ergibt eine summierte Häufigkeit von etwa 2%. Gesenhues und Ziesché [2] finden eine Häufigkeit von ca. 15% depressiver Störungen, darunter jedoch nur wenige endogene Depressionen. Rossa [3] findet die Notwendigkeit zur Psychotherapie gar in 25–50% der Patienten einer Allgemeinpraxis. Der scheinbare Widerspruch dieser Zahlenangaben löst sich in der praktischen Erfahrung, daß die Erkennung und Behandlung von Patienten mit depressiven Störungen stark von der Offenheit des jeweiligen Arztes allgemein und speziell in der jeweiligen Situation abhängt. Deshalb können sich selbst in benachbarten Hausarztpraxen in sehr unterschiedlichen Häufigkeiten depressive Patienten finden und auch in der gleichen Hausarztpraxis finden sich phasenweise mehr oder weniger depressive Behandlungsfälle. Patienten finden in der Regel sehr schnell heraus, über welche Themen sie mit ihrem Arzt am besten sprechen können.

Multimorbidität und Krankheitsverarbeitung

Ein erheblicher Teil der Patienten der Hausarztpraxis leidet unter einer Multimorbidität mit einer Vielzahl von chronischen und akuten körperlichen Krankheiten sowie alters- oder krankheitsbedingten Einschränkungen ihrer Leistungsfähigkeit, die in der Regel als Defizite und Behinderungen empfunden werden und von den Patienten gemäß ihrer Grundveranlagung psychisch verarbeitet werden müssen (Abb. 1). Angina pectoris, Herzinsuffizienz, Rheuma, Asthma bronchiale, Diabetes mellitus, auffällige Ekzeme etc. werden meist als Defizite betrauert und führen dazu, daß der Patient in seiner sozialen Umwelt als Kranker oder Behinderter agiert. Er kann – angepaßt an seine Restfähigkeiten – weniger aktiv und selbstbestimmt handeln und für ihn sind bestimmte Tätigkeiten mit mehr Mühe verbunden oder überhaupt unmöglich. Hilfsmittel können solche Defizite teilweise ausgleichen, lassen ihren Benutzer aber oft umso deutlicher als gehandicapt erkennen. Andererseits führt der öffentliche Nachweis von Leid und Behinderung in unserer sozialen

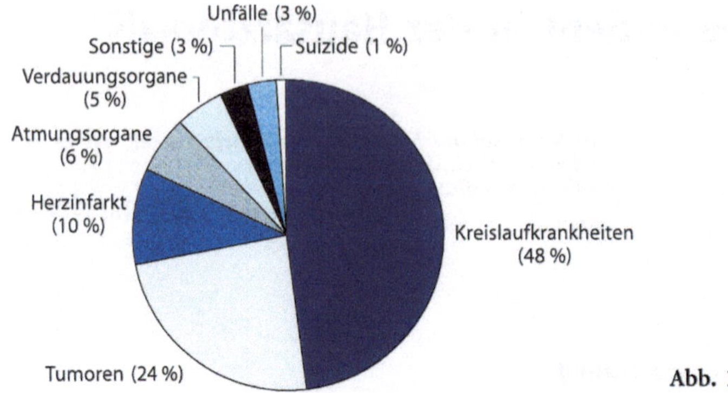

Abb. 1

Tabelle 1. Soziale Vorteile öffentlich anerkannten Leidens

- Freifahrt im Nahverkehr
- Telefongebührenbefreiung
- Gekennzeichnete Parkfläche vor der Haustür
- Steuererleichterungen
- Kündigungsschutz
- Erholungsurlaub für Kriegsopfer
- Blindengeld
- Preisermäßigung in Schwimmbädern und Museen, Freizeitparks und Ausflugsschiffen
- Bevorzugung bei Stellenausschreibungen im öffentlichen Dienst
- EU-Rente, frühere Altersrente
- Befreiung von Unterhaltsbeiträgen für vom Sozialamt unterstützte Eltern oder geschiedene Partner

Gesellschaftsordnung auch zu einer beträchtlichen Anzahl von Vorteilen und Privilegien (Tabelle 1), die handfeste Gründe für eine solide Klagsamkeit bieten können

Reaktionen auf persönliche Katastrophen und/oder Depression?

Die Diagnose einer unheilbaren oder lebensbedrohlichen Erkrankung (Krebs, AIDS, Apoplex, Infarkt) ist Auslöser für Angst, Trauer und nicht selten Antriebslosigkeit und Verzweiflung, die durch die Störung der Compliance auch die verbliebenen therapeutischen Möglichkeiten zusätzlich gefährden. Solche Reaktionen sind nicht nur bei den Patienten, sondern auch bei deren Partnern und Kindern oder Eltern zu erwarten. Das Scheitern der Ehe oder der beruflichen Karriere, Konkurs, Mobbing, Kündigung, Tod des Partners oder eines Kindes, schwere Unfälle, Zwangsversteigerung, Sucht des Partners oder Kindes, Unfrieden und Streitsucht in der Familie, bei Kollegen oder Nachbarn sind häufige soziale Ursachen, die eine seelische Verarbeitung erfordern. Je nach Veranlagung des Patienten kann eine mildere oder stärkere depressive Reaktion resultieren. Nicht selten bildet die Sichtbarkeit eines für Familie und Behandler nachvollziehbar hinreichenden Anlasses den Hinweis für die Unterscheidung zwischen reaktiver und endogener Depression. Wenn aber die Trauer der alten Dame über den Tod ihres Ehemannes nicht der (welcher?) Norm entspricht und zu lang, zu stark erscheint, wird der eine Arzt früher, der andere später, die Grenze zur Depression überschritten sehen und zunächst vorsichtig tastend mit einer Behandlung anfangen. In einem Umfeld voller realer vitaler Probleme kann auch eine ausgesprochen depressive Reaktion normal sein (etwa nach einem katastrophalen Unfall), wogegen ein Weiterleben wie bisher der Situation höchst unangemessen und pathologisch erscheinen kann.

Unterschiede zwischen den Behandlungssituationen beim Hausarzt und beim niedergelassenen Nervenarzt

Aus der Sicht des Nervenarztes mag es scheinen, als ob Diagnostik und Behandlung des depressiven Patienten in jedem Umfeld gleichartig seien – oder doch zumindest die Möglichkeit dazu bestünde. Das unterschiedliche Umfeld in Hausarztpraxis, Nervenarztpraxis und Nervenklinik verursacht jedoch einige grundlegende Unterschiede in der Diagnostik und Behandlung des Patienten.

Der Hausarzt behandelt seine Patienten im Idealfall über Jahrzehnte hinweg und begleitet sie durch viele soziale und gesundheitliche Probleme bis er eines Tages eine Krankheit findet, die zum Tode führt. In der Hausarztpraxis liegt die Mortalität also bei 100%. Unter diesen Bedingungen wird sich sicherlich jeder Patient mehrfach vor Situationen gestellt sehen, auf die er mit allen Zeichen einer Depression reagieren wird, ohne daß dies als unnormal gewertet werden müßte. Aus diesem Umfeld und allen Mischbildern muß der Hausarzt die Kranken mit einer behandlungsbedürftigen Depression herausfiltern und die jeweiligen Patienten zur Zustimmung zu einer Behandlung überzeugen (Abb. 2).

Wir müssen uns davor hüten, in der Therapie die realen Probleme der Patienten, die therapeutisch nicht veränderbar sind, deshalb auszublenden oder zu bagatellisieren. Gerade im hausärztlichen Bereich existiert kein schützender, abgeschirmter Raum wie in einer Kurklinik, sondern jede Intervention erfolgt inmitten der vollen Realität des Alltagslebens.

In der letzten Woche kam ein 54jähriger Bankangestellter in meine Sprechstunde. Er war offensichtlich erregt, zitterte am ganzen Körper so, dass er nicht einmal sprechen konnte. Erst nach mehreren Minuten konnte ich von ihm erfahren, dass er, der vor einem Jahr in eine andere Filiale versetzt worden war und sich dort einen vertrauten Kundenstamm aufgebaut hatte, heute morgen von seinen Kollegen angeschwärzt und von seiner Stelle freigestellt worden war. Sein Institut hatte kürzlich den Abbau von 16 000 Arbeitsplätzen öffentlich angekündigt. Er war verzweifelt, fühlte sich in seiner Lebensleistung entwertet und sah für sich keine annehmbare Zukunftsperspektive mehr.

Abb. 2. Fall 1

Der Patient wehrt sich gegen die Diagnose Depression

Eine Vielzahl von larvierten und somatisierten Depressionen werden vom Patienten als Kopfschmerz, Bauchschmerz, Rückenschmerz, Schwindel, Übelkeit, Kloßgefühl, Kollapsgefühl oder Brustschmerz verspürt. Auch wenn der dritte oder zehnte Arzt keine oder nur unspezifische pathologische Befunde erheben konnte, fühlen sie sich noch schlecht untersucht und unverstanden und bevölkern die Wartezimmer vieler weiterer Ärzte und Heilpraktiker.

Gutgemeinte Versuche, die Patienten zu Psychopharmaka oder in psychotherapeutische Behandlungen zu drängen, scheitern oft im Ansatz und werden als Abschieben oder Ruhigstellen empfunden. Medikamente entwickeln meist alle denkbaren und undenkbaren Nebenwirkungen. Der Patient sieht sich in diesem Stadium in der Regel nicht als depressiv an. Er sucht und findet eine Vielzahl von somatischen Beschwerdebildern, die er als Ursache für seine Symptome diagnostiziert und behandelt haben möchte (Tab. 2).

Die Reihenfolge des diagnostischen Vorgehens, die sicherlich in vielen Fällen auch sinnvoll und wohlbegründet ist, läßt die Depression am Ende als Ausschlußdiagnose dastehen, die vom Patienten nur angenommen wird, solange sich keine „richtige" Krankheit nachweisen läßt. Deshalb ist der Patient oft auch nach Ausschluß dieser Diagnosen nicht bereit, zu akzeptieren, daß

Tabelle 2. Selbstwahrnehmung depressiver Symptome beim Patienten

Erst werden sozial akzeptierte Begründungen gesucht:
- Ich bin so erschöpft, urlaubsreif, überlastet, enttäuscht
- Ich habe einen chronischen Infekt

Dann wird im Blut nach einem „Mangel" gesucht:
- Vitaminmangel
- Mineralstoffarmut
- ein Patient erklärte mir kürzlich seine Stimmungslage als „Paroxetinmangel"

Gern werden alle somatischen Differentialdiagnosen erwogen:
- Anämie
- Hypothyreose
- Klimakterium
- Kreislaufschwäche
- Durchblutungsstörungen
- Muskelschwäche
- Herzinsuffizienz

oder man lässt sich somatisch erscheinende Pseudoerkrankungen diagnostizieren und behandeln:
- Pilze im Darm
- chron. Müdigkeitssyndrom
- diffuse Schmerzsyndrome, Myalgien
- „Stoffwechselverschlackung"
- „Strahlenbelastungen"

Schließlich werden vorhandene Leiden, auch Bagatellerkrankungen als überwertig erlebt:
- Kopfschmerz
- Rückenschmerz
- Schwindel
- Tinnitus
- Herzklopfen

die Ursache seiner Beschwerden nicht im körperlichen, sondern im psychischen Bereich liegt. Wenn er dann jedoch endlich in der Praxis eines Psychiaters anruft und bei der Sprechstundenhilfe um einen Termin bittet, dann hat er nicht nur seine Krankheit bereits akzeptiert und ihre Behandlungsbedürftigkeit anerkannt, sondern er hat auch schon aktiv einen großen Schritt zu ihrer Überwindung getan – er ist aus meiner Sicht schon halb geheilt, bevor der Psychiater ihn überhaupt gesehen hat.

Alle Patienten beim Nervenarzt oder in der Nervenklinik haben, soweit sie freiwillig dorthin gekommen sind, ihre Krankheit und ihre Behandlungsbedürftigkeit akzeptiert. Beim Hausarzt verbleiben die depressiven Patienten, die ihre Krankheit nicht akzeptieren.

Der Patient ist autonom

Der Hausarzt muß die Diagnose Depression oft gegen den Willen des Patienten stellen. Der Widerstand des Patienten kann zu einer Störung des Arzt-Patienten-Verhältnisses führen und die Mitarbeit des Patienten bei der Diagnostik und seine Compliance bei der Therapie empfindlich stören. Der Patient beim Hausarzt ist aber viel autonomer als zum Beispiel in der Klinik. Er bestimmt allein, ob er zu diagnostischen Maßnahmen erscheint und ob er die Medikamente einnimmt. Nicht selten wechselt er einfach den Arzt. Der Hausarzt und sein Patient „sitzen auf gleicher Augenhöhe", der Arzt kann die Mitarbeit des Patienten nicht erzwingen, sondern muß ihn immer wieder überzeugen, daß seine Medikamente für ihn richtig sind. Hausarzt und Patient verbindet auch oft der gemeinsame Umgang im Alltag. Sie leben im selben sozialen Raum, begegnen sich auf der Straße, im Verein, beim Elternabend der Kinder, oder z.B. in der Bankfiliale, wo der Patient in seiner Rolle als Bankangestellter den Arzt beraten oder bedrängen kann. Der Hausarzt ist also immer als Person greifbar und bietet nicht die neutrale Projektionsfläche wie z.B. der Psychotherapeut in seiner Therapie (Tabelle 3). Die Überzeugungskraft des Hausarztes liegt oft auch in der Vorbildfunktion seiner eigenen Lebensgestaltung und weniger in der anonymen Autorität seiner Rolle. In dieser Rollenverteilung, die natürlich je nach den Bedürfnissen des Patienten sehr variabel sein kann, bestimmt der Patient seine Therapie weitgehend selbst und wird vom Hausarzt darin nur beraten und unterstützt.

Tabelle 3. Funktionen der Psychotherapie nach H. Kind

- Trost und Stütze durch Ermutigung des Patienten und Ernstnehmen des Leidens
- Katharsis durch Abreaktion von Spannungen und Affekten
- Erzieherische Beeinflussung durch das Vorbild
- Lernen neuer adäquater Verhaltensweisen
- Suggestive Beeinflussung
- Einsicht in eigene Bestrebungen und Wünsche

Depression ist als Defizit definiert

Der Widerstand des Patienten gegen die Diagnose Depression ist wesentlich bestimmt durch die schlechte soziale Akzeptanz dieser Diagnose. Anders als körperliche Leiden wird Depression weniger als Krankheit, denn als Charaktermangel angesehen und nicht selten für eine Spielart der Faulheit gehalten. Während der Alkoholkranke in seinem Umfeld oft auf erstaunliche Langmut und Hilfsbereitschaft trifft, erzeugt der Depressive durch sein (Nicht-)Verhalten meist Wut und Aggression in seinen Mitmenschen. Daraus resultiert eine stabile Opferrolle für den Depressiven, aber auch für die Angehörigen, jeweils in der eigenen Wahrnehmung.

In der heutigen Leistungsgesellschaft, in der sich Menschen durch berufliche Leistungen und ihre Statussymbole, oder durch sportliche Leistungen in ihrer Identität selbst definieren und von den anderen abheben, wird der Depressive durch seine Leistungsunfähigkeit und scheinbare Leistungsverweigerung an den gesellschaftlichen Rand gedrängt und stigmatisiert wie früher ein Aussätziger. Der Depressive stellt durch sein Verhalten die obersten Werte unserer Leistungsgesellschaft in Frage. Depression wird deshalb auch als Aussteigen aus der Leistungsgesellschaft empfunden, deshalb ist die Depression auch eine Zeitkrankheit. Andere Zeiten kannten andere Werte, die dem Streben des Depressiven mehr entsprechen: Beziehung, Wärme, Nähe, Gemütlichkeit etc.

Fritz Riemann bietet in seinem Buch „Grundformen der Angst" eine ausführliche und positiv gefärbte Charakterisierung des Depressiven in seinem Streben nach Nähe, Beziehung und Akzeptanz (Tabelle 4).

Die Verbesserung der ambulanten Diagnostik und Therapie der Depression erfordert eine Förderung der Akzeptanz dieser Diagnose beim Patienten:

- Sie darf nicht mehr den Charakter einer Ausschlußdiagnose nach ergebnisloser, körperlicher und apparativer Untersuchung haben.
- Depression darf nicht mehr nur als Defizit dargestellt werden, sondern ihre Nähe zu Gefühl, Beziehung, Wärme, Empfindsamkeit, Gemeinschaft, Konfliktfreiheit etc. muß mehr betont werden.
- Die zunehmende Fixierung auf Apparatemedizin während des Studiums läßt die Diagnostik ohne Großgeräte zunehmend als unmodern und überholt erscheinen. Dies betrifft auch die Diagnostik der Depression.
- Schlechte Abrechnungsmöglichkeiten unter Budgetbedingungen „bestrafen" den Arzt, der sich mit depressiven Patienten länger beschäftigt.

Tabelle 4

Depression ist (nach Riemann) verknüpft mit dem Bestreben nach:
- Nähe, Abhängigkeit, Beziehung
- zwischenmenschlicher Wärme, Nächstenliebe
- Gemütlichkeit, Geselligkeit, Geborgenheit
- Helfen und Versorgen, um Beziehung herzustellen
- Empfindsamkeit, Sensibilität, Gefühlsbezogenheit
- Konfliktvermeidung, Friedfertigkeit, Kompromissbereitschaft

- Störende Nebenwirkungen der vorhandenen Medikamente und das „trial and error"-Vorgehen bei der Auswahl eines für den speziellen Patienten wirksamen Präparates sind ernstzunehmende Hindernisse in der Therapie.

Literatur

1. Mader FH, Weißgerber H (1999) Allgemeinmedizin und Praxis. Springer, Berlin, S 4 ff
2. Gesenhues ST, Ziesché R (2001) Praxisleitfaden Allgemeinmedizin. Urban & Fischer, München, S 1182
3. Rossa B (1992) Psychotherapeutische Aspekte in der Allgemeinmedizin. In: Kochen M, Allgemeinmedizin. Hipprokrates, Stuttgart, S 238

Strukturen, Abläufe und Maßnahmen zur optimalen Versorgung depressiver Patienten beim Psychiater

A. BARTH-STOPIK

Versorgungssituation

In den letzten 20 Jahren hat sich die Versorgungslandschaft für depressiv erkrankte Menschen grundlegend verändert, besonders seit der Novellierung der Weiterbildungsordnung durch den Deutschen Ärztetag 1992 und dem Inkrafttreten des Gesetzes für psychologische Psychotherapeuten und Kinder- und Jugendlichenpsychotherapeuten zum 1.1.1999. Bis 1980 lag die Verantwortung für die fachärztliche Behandlung psychisch Kranker weitgehend in der Hand der Nervenärzte und einiger weniger Psychiater.

Zunächst nahm die Zahl der ärztlichen und psychologischen Psychotherapeuten zu, die aber meist nur auf Überweisung von Haus- und Nervenärzten tätig wurden bzw. im Rahmen des Delegationsverfahrens.

Ab 1987 interessierten sich andere Facharztgruppen, vor allem Internisten und Gynäkologen, für die psychosomatische Versorgung in größerem Maße, da diese seitdem gut honoriert wurde.

Die Zulassung der Verhaltenstherapie als Richtlinienverfahren brachte mehrere hundert Psychologen zusätzlich in das System.

Der Schaffung des Facharztes für Psychiatrie und Psychotherapie und des Facharztes für psychotherapeutische Medizin folgte eine Spezifizierung der Gebührenordnung im Vertragsarztbereich mit einer deutlichen Aufwertung der Honorare für psychiatrische und psychotherapeutische Leistungen. Beides induzierte eine Entscheidung von Trägern des Zusatztitels Psychotherapie/Psychoanalyse zur ausschließlichen Tätigkeit in Psychotherapie.

Durch das Psychotherapeutengesetz sind nun weitere Tausende von psychologischen Psychotherapeuten in das vertragsärztliche System aufgenommen worden und sind von jedem Versicherten direkt aufsuchbar.

Während also bis ca. 1980 die Nervenärzte, Neurologen und Psychiater das Monopol in und die Kontrolle über die fachärztliche Versorgung psychisch Kranker hatten, stehen jetzt im ambulanten Bereich ca. 5000 Nervenärzten, Neurologen und Psychiatern ca. 21 000 ärztliche und psychologische Psychotherapeuten gegenüber, ohne daß die Behandlung bei einem der ca. 15 000 psychologischen Psychotherapeuten einer fachärztlichen oder wenigstens ärztlichen Überweisung bedarf.

Wenn man weiß, daß jeder dieser 21 000 Psychotherapeuten sich als Spezialist auch für der Behandlung von Depressionen versteht und lediglich in Bezug auf hirnorganische und psychotische Erkrankungen eine gewisse selbstkritische Einschränkung seines Kompetenzanspruches zu finden ist, zeigt das, wie dringend erforderlich eine an Leitlinien orientierte Qualitätssicherung für die Behandlung psychisch Kranker, hier depressiv Erkrankter, ist und zwar nicht nur innerhalb der Psychiatrie sondern fach- und berufsübergreifend für den gesamten ambulanten Versorgungsbereich.

Behandlungsleitlinien

In diesen Leitlinien müssen alle Aspekte der biopsychosozialen Zusammenhänge Berücksichtigung finden. Es ist wissenschaftlicher Konsens – aus der Sicht der Psychiatrie jedenfalls –, daß eine depressive Erkrankung sowohl psychotherapeutisch, als auch psychopharmakologisch behandelt werden sollte. Es muß in jedem Einzelfall dargestellt werden, warum entweder beide oder nur die eine oder die andere Methode zum Einsatz kommen. Die Wahl des Behandlungsverfahrens darf nicht allein durch die Ausbildung des Arztes/Psychologen bestimmt sein, wie es heute zum Teil geschieht.

Weiter-/Ausbildung

Das setzt die Kenntnisse der Vielfältigkeit beider Behandlungsstrategien voraus und verschiedener Psychotherapiemethoden. Hierzu müssen Kenntnisse von Physiologie, Biochemie und Psychologie sowie Pharmakologie und Psychopathologie bereits im Studium erworben werden. In der Weiterbildung/ Ausbildung sind diese Kenntnisse zu vertiefen und in Fertigkeiten umzuwandeln.

Ärzte erwerben die Grundkenntnisse im Studium und die Fertigkeiten in der Weiterbildung zum jeweiligen Facharzt, wobei die Kenntnisse in Psychologie und die Fertigkeiten in Psychotherapie bis 1992 rudimentär geblieben sind und fast ausschließlich durch eine berufsbegleitende, freiwillige selbstfinanzierte Zusatzausbildung erworben werden mußten. Diese Kenntnisse können also nicht vorausgesetzt werden, selbst bei Zusatztitelträgern, wenn diese lange keine Behandlungen mehr durchgeführt haben. Nichtpsychiater (Nichtnervenärzte) und Psychologen mußten Erfahrungen in Psychiatrie nachweisen, ohne ein spezielles Fachwissen in Psychopharmakotherapie belegen zu müssen.

Psychiater und Nervenärzte brauchten hingegen keine Fertigkeiten in psychotherapeutischen Verfahren erwerben, wohl aber Kenntnisse, um gezielt Kranke zur Behandlung überweisen zu können. Eine eingeschränkte Motivation zum Erlernen von speziellen Psychotherapieverfahren bei Nervenärzten ergab sich auch daher, weil der niedergelassene Arzt viel zu viele Patienten zu betreuen hatte und eine zeitaufwendige Psychotherapie nicht durchführen konnte.

So hatte sich eine Versorgungsstruktur gebildet, die sinnvoll war, nämlich eine Diagnostik der Erkrankung bei einem Psychiater oder Nervenarzt der die psychopharmakologische Behandlung und die „kleine Psychotherapie" vornahm, und/oder den Kranken bei entsprechender Indikation zur Richtlinienpsychotherapie an einen Psychotherapeuten überwies bzw. delegierte.

Die Ereignisse 1992 und 1999 (s.o.) haben hier die gewachsenen und inhaltlich sinnvollen Strukturen zerstört. Sowohl die ärztlichen Psychotherapeuten, jetzt Fachärzte für Psychotherapeutische Medizin, als auch die psychologischen Psychotherapeuten wollen die Entscheidung, ob eine psychopharmakologische Behandlung stattfinden muß, selbst treffen. Die Fachärzte für Psychotherapeutische Medizin wollen diese sogar selbst durchführen, ohne darin Fertigkeiten erlangt zu haben. Beide Gruppen sind laut Weiterbildungsordnung bzw. Ausbildungsverordnung verpflichtet, mindestens ein halbes Jahr Psychiatrie abzuleisten. Daß sie in der Zeit die Kompetenz zur psychopharmakologischen Behandlung erwerben, ist mehr als fraglich, obwohl es in den Weiterbildungsrichtlinien für den Facharzt für Psychotherapeutische Medizin aufgeführt ist. Psychologen dürfen – bisher – noch nicht medizieren.

Der neue Facharzt für Psychiatrie und Psychotherapie erwirbt heute im Rahmen seiner Weiterbildung zusätzlich zu den bisherigen Kompetenzen gut fundierte psychotherapeutische Fertigkeiten, er wäre also von seiner Weiterbildung her dazu in der Lage, den Patienten sowohl psychopharmakologisch und sozialpsychiatrisch wie auch psychotherapeutisch zu behandeln, wenn er entsprechende Praxisstrukturen vorhält.

Fortbildung

Sowohl in der Psychopharmakotherapie wie in der Psychotherapie gibt es laufend und in immer kürzeren Zeitabständen wissenschaftliche Fortschritte, die in der ambulanten Praxis umgesetzt werden sollten. Dazu bedarf es einerseits fachlicher Information, d.h. Fortbildung, es bedarf aber auch einer neuen Sammlung von Erfahrungen, u.z. ohne den sicheren Hintergrund der Klinik oder der Ausbildungssituation. Fortbildung ist aber noch in keiner Weise Pflicht in unserem Versorgungssystem. CME auf freiwilliger Basis wurde in der Neurologie als erstes Fach in Deutschland gestartet, jetzt gefolgt von dem Fach Psychiatrie und Psychotherapie. Für die Psychotherapeutische Medizin oder die psychologischen Psychotherapeuten ist mir hierüber nichts bekannt.

Praxisstrukturen und finanzielle Rahmenbedingungen

Bereits die Zahl der Patienten, die der Facharzt versorgen muß, bestimmt das Angebotsspektrum seiner Behandlung, und er muß in Bezug auf die von ihm auf Grund von Zeitmangel nicht zu erbringenden Leistungen mit anderer Kollegen kooperieren. Auf dem Lande, z.B. in Teilen von Niedersachsen und von Bayern, aber auch in den neuen Bundesländern müssen die Nervenarzt- aber auch die Psychiaterpraxen bis zu 1000 und mehr Patienten versorgen. Das ist bei einer 50 Stundenwoche (direkte Arbeitszeit mit den Patienten, ohne Verwaltungsarbeit) und einer Woche Ferien im Quartal ein Zeitbudget von 36 Minuten pro Patient in drei Monaten. In der Zeit kann sicher eine bereits diagnostizierte und eingeordnete depressive Erkrankung in Bezug auf Medikation, Nebenwirkungen, somatische Beschwerden, Veränderungen der aktuellen Lebenssituation, Frage nach Belastungsfaktoren und Prodromi überprüft werden; es kann auch eine einfach zu diagnostizierende Depression bei einem neuen Patienten behandelt werden, aber jedem Wunsch nach intensiverer Abklärung der psychologischen Hintergründe der Erkrankung, das Herausarbeiten der Risikofaktoren, die Psychoedukation des depressiven Patienten können nur begrenzt entsprochen werden. Bei diesem Arbeitspensum wird auch verständlich, daß der Nervenarzt nur wenig bereit ist, Notfalldienst vorzuhalten.

Anders sieht es inzwischen in Großstädten und Ballungszentren aus. Hier hat der Nervenarzt noch durchschnittlich 400–500 Patienten (etwa 10% haben über 1000 Patienten, häufig mit neurophysiologischen Diagnostikleistungen), der Facharzt für Psychiatrie und Psychotherapie 50–450 Patienten, somit durchschnittlich 160 Patienten. Während der Psychiater mit 50 Patienten im Quartal diese alle selbst psychopharmakologisch und psychotherapeutisch behandeln kann (auch notfallmäßig), muß der Kollege mit 100 und mehr Patienten bereits mit niedergelassenen Fachärzten für psychotherapeutische Medizin oder psychologischen Psychotherapeuten zusammenarbeiten. Er braucht zur Praxisorganisation eine Arzthelferin, was einen Kostendruck herstellt, der durch das Bestreben, mehr Umsatz zu machen dazu führt, daß er bemüht sein wird, mehr Patienten zu behandeln, was die Zahl und den Prozentsatz der Patienten, bei denen er selbst weitergehende psychotherapeutische Methoden einsetzt, verringert. Andererseits wird er aber in kürzerer Zeit fundiertere Erfahrungen mit neuen Medikamenten sammeln können und das Niveau seiner psychopharmakologischen Kompetenz hochhalten können.

Der Facharzt für Gemütsleiden, wie der Psychiater noch auf meinem Facharztzeugnis von 1976 bezeichnet wird, ist der Spezialist für die Behandlung von Depressionen. Er wird spätestens dann zu Rate gezogen, wenn der Patient suicidgefährdet ist. Aber auch vorher und nachher gibt es vielfache Kooperationen mit anderen Fachkollegen in anderen Institutionen, mit ärztlichen und psychologischen Psychotherapeuten, mit Angehörigen, mit Selbsthilfegruppen und vor allen mit den Hausärzten. Dazu später mehr.

Illustration der Behandlungsrealität am Beispiel meiner eigenen Praxis

Ich habe eine Praxis für Psychiatrie und Psychotherapie, u.z. für alle Formen der tiefenpsychologisch fundierten PT und Psychoanalyse.

Meine Praxis besteht seit dem 9.1.1978 und wurde damals als Praxis für Nerven- und Gemütsleiden, also Nervenarztpraxis gegründet. Ich führe sie seit dem 1.5.1992 in Praxisgemeinschaft mit einer jüngeren Kollegin, einer Ärztin für Psychiatrie und Psychotherapie und für psychotherapeutische Medizin. Seit 1996 habe auch ich meine KV-Zulassung auf das Gebiet Psychiatrie und Psychotherapie begrenzt. Zum Praxisteam gehört seit 19,5 Jahren meine/unsere Vollzeitarzthelferin, die mit der Zeit zur „Seele" der Praxis geworden ist und die für psychisch Kranke so notwendige Kontinuität garantiert, die sich in unserer Praxis auch darin ausdrückt, das wir an keinem Werktag im Jahr „geschlossen" haben, auch nicht am letzten Tag im Quartal.

Die Praxisräume haben ca. 150 qm, vier Behandlungsräume, ein Wartezimmer, das gleichzeitig Gruppenraum ist, einen Empfangsraum und Nebenraume (Flur, Toiletten).

Ich selbst behandle ca. 400 Patienten pro Quartal, an vier bis sechs Tagen in der Woche, in ca. 18 Sprechstunden und 20 bis 35 Psychotherapiestunden.

Das Leistungsspektrum meiner Praxis sieht folgendermaßen aus:

- Diagnostik aller psychischer und psychosomatischer Erkrankungen
- Krisenintervention
- Aufstellung eines Therapieplanes und Vermittlung an die entsprechenden Praxen und Institutionen, ggf. in weiterer Kooperation
- Psychopharmakotherapie
- Labordiagnostik
- psychiatrische Psychotherapie
- Hausbesuche
- telefonische Krisenberatung immer, aber nur für mir bereits bekannte Patienten
- Autogenes Training
- Kurzzeit- und Langzeitrichtlinienpsychotherapie
- Gerontopsychotherapie
- Beratung von Angehörigen
- Gruppentherapie
- psychiatrische Schlafdiagnostik
- computergestütztes cognitives Training
- Quisi als IGEL-Leistung
- Lehranalysen
- Supervision

Ich behandle aus dem Spektrum der psychischen Erkrankungen überwiegend Depressionen (30%), Zyklothymien (5%) und Schizophrenien (20 bis 25%), akute Belastungsreaktionen (25%), Angsterkrankungen, Zwangserkrankungen, Borderliner, seltener Demente und Suchtkranke. Die kränkesten Patienten und darunter die jüngeren um die 20, bleiben bei mir „hängen", d.h. ich kann sie nicht weitervermitteln und mache daher mit schizophrenen, zyklothymen und Borderline Patienten tiefenpsychologisch fundierte Psychotherapie. Ich behandle auch viele Ältere (ab 50) psychotherapeutisch. Häufig suchen Angehörige Rat.

Die Diagnoseverteilung setzt sich zusammen aus:

- Depression ca. 30%
- Zyklothymie ca. 5%
- Psychosen und Schizophrenie ca. 20%
- Persönlichkeitsstörungen ca. 10%
- Belastungsreaktion ca. 20%
- Angsterkrankungen und Zwangserkrankungen zus. ca. 10%
- ADD, zunehmend
- wenige Demente
- wenige Suchtkranke

Der depressive Patient

Wenn er zum ersten Mal zu einem Psychiater kommt, häufig vom Hausarzt überwiesen oder von Freunden empfohlen, erwartet er:

- einen freundlichen Empfang,
- nicht zu lange Wartezeit,
- einen kompetenten Arzt,
- der zuhört,
- der ZEIT hat,
- der ihn und sein Leiden versteht,
- und ihm sagt, was dagegen zu tun ist.

Zuerst folgen die diagnostischen Maßnahmen:

- das ärztliche Gespräch mit genauer Anamnese (je nachdem, wieviel Zeit ist) und Abklärung der Suicidalität
- evtl. Test (Hamilton-Depr.-Skala)
- evtl. Fremdanamnese
- evtl. somatische Untersuchung
- evtl. Labor
- evtl. EEG
- evtl. Überweisung zum Hausarzt, Internisten (Schilddrüse) oder Gynäkologen (Hormone)
- evtl. Einweisung ins Krankenhaus

An dieser Stelle möchte ich schon die erste Frage hinsichtlich Qualitätssicherungsmaßnahmen stellen. Ich halte es für höchst interessant, zu untersuchen, wie vergleichbar die Diagnostik in den einzelnen Praxen ist, wie oft z. B. das Symptom Depression als Krankheitsbezeichnung verwendet wird, oder ob bei bestehender Persönlichkeitsstörung diese als Diagnose genannt wird.

Im Erstkontakt müssen auch gleich die ersten therapeutischen Interventionen durchgeführt werden, die folgendermaßen aussehen können:

1. Das ärztliche Gespräch mit Stützung, Entlastung, Aufklärung, Vermittlung von Verständnis für die depressive Erkrankung und mit Verhaltensempfehlungen.
2. Verordnung eines Medikamentes mit der notwendigsten Aufklärung über die Nebenwirkungen und Begleituntersuchungen, unter der Berücksichtigung der sozialen Situation (z. B. muß der Patient weiter ein Kraftfahrzeug benutzen) und unter der Berücksichtigung des Kostenfaktors und des arztindividuellen Arzneimittelbudgets.

Wesentlich ist bei Depressiven immer die Suicidprophylaxe, das heißt:

- es muß immer die Frage nach Suicidalität gestellt werden,
- es muß an- und ausgesprochen werden,
- enttabuisiert werden,
- als ein normales Phänomen gewertet werden, allerdings mit Krankheitswert, so daß es mitbehandelt und daher auch besprochen werden muß,

- bei hohem Suicidrisiko und alleinlebenden Patienten oder nichtbelastbaren Angehörigen Krankenhauseinweisung, u.U. gegen den Willen des Patienten,
- bei kalkulierbarem Risiko genau besprechen, was der Patient im Falle von Suicidgedanken macht,
- Telefonnummern mitgeben(!), Wiedervorstellung am nächsten Tag oder – am Wochenende – Telefontermin vereinbaren.

Die Gestaltung des Erstkontaktes ist sicher sehr stark von der Arztpersönlichkeit abhängig und auch von seiner Weiter- und Fortbildung. Daher sehe ich hier wieder einen Ansatz für Forschung und Qualitätssicherung. Warum wird z. B. im Erstkontakt nicht, oder eben doch körperlich untersucht, warum wird kein Medikament gegeben, warum wird gleich zu Richtlinientherapie weiterverwiesen etc.

Auch die Frage, warum kommt ein Patient nach dem ersten Kontakt nicht wieder, wäre eine interessante Forschungsfrage für die niedergelassenen Kollegen, wie oft passiert das eigentlich bei einem selbst und bei anderen?

Dem Patienten geht es etwas besser und er ist zufrieden, es folgen drei bis fünf weitere Kontakte in größer werdenden Zeitabständen, bei denen eine Form von Psychoedukation inklusive Ursachensuche für die Depression durchgeführt wird. Oft kommt der Patient dann z. B. nach den Sommerferien nicht wieder und hat das Medikament selbst (hoffentlich langsam, wie besprochen) abgesetzt. Oder er möchte nun Psychotherapie:

1. was für eine Psychotherapie: Vt oder tpf Pt
2. hat der Arzt Zeit, diese Psychotherapie selbst durchzuführen
3. wie und an wen überweist er

Geht es dem Patienten nicht besser, werden folgende Maßnahmen angewandt:

1. Überprüfung und evtl. An- oder Umsetzen des Psychopharmakons (Rangfolge frei nach Bauer et al.)
   a) ausreichend hoch und lange dosieren
   b) Wechsel zu einem anderen System (N/S)
   c) Kombination
   d) Kombination mit Li oder Carbam
   e) Mao-Hemmer (selten)
2. evtl. Einsatz einer biologischen Methode
   a) Schlafentzug
   b) Sport
3. Intensivierung der Gespräche und Klärung der die Depression aufrechterhaltenden sozialen oder psychologischen Bedingungen
4. evtl. soziale Maßnahmen
5. evtl. Klinikbehandlung oder Kur.

Auch all diese Maßnahmen führen manchmal nicht zum Erfolg. Die Patienten bleiben einem Jahrzehnte in der Praxis erhalten. Sie sind eine Qual, ein Beweis der eigenen Grenzen. Ob andere mehr wissen, der Kollege nebenan oder der in Essen oder Freiburg? Ob da noch jemand einen Trick weiß oder ganz einfach einen anderen Zugang findet? Es sollte ein regelmäßiges Kolloquium für „den schwierigen Fall" geben. Außerdem aber ein zur Selbstkontrolle eingerichtetes Benchmarking auf der Basis von TQMD, d.h. Total Quality Management Depression – aber das ist ja zum Glück bereits auf dem Weg.

Es gibt zwei m.E. nicht lösbare Probleme in der psychiatrischen Praxis: es fehlt immer an Zeit und inzwischen leider auch am notwendigsten Geld. Aber diese Probleme werden wir hier nicht lösen.

Ein Wort noch zur Zusammenarbeit von Hausarzt und Psychiater. Ich wünsche mir vom Hausarzt, daß er

1. überhaupt mit mir als Psychiaterin zusammenarbeiten möchte und die Patienten nicht direkt zum Facharzt für psychotherapeutische Medizin oder zum psychologischen Psychotherapeuten schickt,
2. in dringenden Fällen mich direkt anruft und mir nicht bei irgendeiner Gelegenheit sagt, man könnte mir ja keine Patienten schicken, da es immer erst nach vier Wochen Termine gäbe. Bei dem Anruf könnte er auch schon die bereits vorgenommenen Maßnahmen mitteilen,
3. mich informiert, wenn er als Hausarzt feststellt, daß der Patient einen fachärztlichen Hausbesuch benötigt,
4. den Patient erst zum ambulanten Behandlungsversuch zu mir schickt, bevor er ihn ins Krankenhaus einweist.

Meine Ausführungen stellen einen Überblick aus meiner subjektiven Perspektive dar. Forschungsergebnisse der FAT (Forschungsgruppe ambulante Therapie), Berlin, oder der WHO sind hier nicht berücksichtigt.

KAPITEL 3

Strukturen, Abläufe und Maßnahmen zur optimalen Versorgung depressiver Patienten im Landeskrankenhaus

3

R. METZGER

Struktur der Klinik

Das Zentrum für Psychiatrie Bad Schussenried (früher Psychiatrisches Landeskrankenhaus Bad Schussenried) kann in verschiedener Hinsicht als exemplarisch für die Entwicklung psychiatrischer Großkrankenhäuser in den letzten Jahren angesehen werden. Zunächst erfolgte in den Jahren nach 1977 eine rasche Spezialisierung in Form der Abgrenzung verschiedener Bereiche, wie forensische Psychiatrie, Suchtkrankenbehandlung, Gerontopsychiatrie, Psychotherapie, Rehabilitation und Sozialpsychiatrie, sowie ein akutpsychiatrischer Bereich, in dem im Schwerpunkt Patienten mit schizophrenen und depressiven Störungen behandelt werden, aber auch Patienten aller anderen Störungsbilder, sofern diese aus Gründen der Überbelegung oder diagnostischer Unklarheit nicht direkt in einem Spezialbereich aufgenommen werden können.

Im Verlauf der neunziger Jahre kam es zu einer deutlichen Reduzierung der Bettenzahl, durch Einrichtung regionaler psychiatrischer Angebote, wie der psychiatrischen Abteilung am Kreiskrankenhaus Heidenheim mit achtzig Betten und der Abteilung Psychiatrie III an der Universität Ulm mit vierzig Betten.

Im gleichen Zeitraum wurden die sogenannten „Pflegefallpatienten" in ein neu gegründetes Wohnheim für psychisch Kranke (Abt-Siard-Haus) verlegt. Die dorthin verlegten Patienten stammen zum großen Teil aus dem früheren Bereich Rehabilitation und Sozialpsychiatrie, sowie aus dem Bereich Gerontopsychiatrie. Mit der Gründung der Abteilung III der Universität Ulm und der Institutionalisierung, einer Zusammenarbeit mit dieser Abteilung, erfolgte eine innere Sektorisierung der bisherigen Bereiche Akutpsychiatrie und Rehabilitation und Sozialpsychiatrie in zwei Sektorabteilungen: Allgemeinpsychiatrie „Biberach/südlicher Alb-Donau-Kreis" und Allgemeinpsychiatrie Ulm/nördlicher Alb-Donau-Kreis.

Die eben skizzierte Entwicklung des Krankenhauses hat dazu geführt, daß auf die Einrichtung einer speziellen Depressionsstation verzichtet wurde. Aufgrund der Anzahl und Größe der zur Verfügung stehenden Stationen würde die Einrichtung einer Depressionsstation möglicherweise einen Vorteil für depressive Kranke bedeutet haben, jedoch einen gravierenden Nachteil für Patienten mit Angststörungen, Persönlichkeitsstörungen, leichten Demenzen und schizophrenen Störungen, die unter den gegebenen Bedingungen ausschließlich auf einer geschlossenen Station behandelt werden könnten.

Anderseits sind die vielfach beschriebenen Vorteile von Depressionsstationen [2], mit ihrer Zusammenfassung depressiv Kranker für ein gemeinsames Behandlungskonzept auch in Bad Schussenried nicht ohne Eindruck geblieben. Im Zentrum für Psychiatrie Bad Schussenried wurden in den letzten Jahren in der Abteilung Gerontopsychiatrie und in den beiden Sektorabteilungen Stationen eingerichtet, die im Schwerpunkt Patienten mit depressiven Störungen behandeln. Die Zielsetzung ist, die Patienten möglichst auf den Stationen aufzunehmen, auf denen sie bis zu ihrer Entlassung behandelt werden können. Die früher übliche Aufnahme auf einer Akutstation, Diagnostik und Verlegung auf eine Spezialstation, soll unterbleiben. Aus der bisherigen Erfahrung mit den „Schwerpunktstationen", sowohl in der Abteilung Gerontopsychiatrie, wie in den beiden sektorisierten allgemeinpsychiatrischen Abteilungen, lassen sich wesentliche Elemente, dessen was die Konzeption der Depressionsstationen ausmacht, auch in solchen Schwerpunktstationen verwirklichen.

Struktur der Klientel

16 Prozent der im Zentrum für Psychiatrie Bad Schussenried aufgenommenen Patienten wurden, wenn man die Entlassdiagnosen als zuverlässigen Maßstab nimmt, wegen einer depressiven Störung behandelt. In der Abteilung Allgemeinpsychiatrie 1 wurden 27% der aufgenommenen Patienten wegen einer depressiven Störung behandelt. Auf der Schwerpunktstation war der Anteil von Patienten mit depressiven Störungen 1998 bei 49%.

Bei den Patienten, die in ein Zentrum für Psychiatrie eingewiesen werden, handelt es sich um eine relativ schwerkranke Gruppe von Patienten. Der heute erreichte Standard in der ambulanten Behandlung mit Antidepressiva, ist – auch aufgrund intensiver Weiterbildungsbemühungen im allgemeinmedizinischen Bereich – wesentlich verbessert gegenüber dem Zustand Ende der siebziger, Anfang der achtziger Jahre. Neben einer größeren Bereitschaft von Hausärzten mit Antidepressiva zu behandeln, spielt auch die größere Dichte von niedergelassenen Nervenärzten, Psychiatern und Psychotherapeuten dabei eine Rolle (Tabelle 1). Die Einweisungen erfolgen wegen suizidaler Krisen, deutlichen Verschlechterungen, schwierigen sozialen Rahmenbedingungen, erheblicher Wahnsymptomatik, protrahiertem Verlauf und Therapieresistenz. Nicht selten haben die Patienten bereits mehrere Behandlungsversuche mit Antidepressiva, zum Teil auch in Kombination mit Tranquilizern oder Neuroleptika hinter sich. Die Daten aus dem 1994 im Zentrum für Psychiatrie Bad Schussenried gemeinsam mit dem Zentrum für Psychiatrie Weissenau, der Universitätsklinik Freiburg und der psychiatrischen Abteilung am städtischen Krankenhaus Karlsruhe durchgeführten Pilotprojekt, „Qualitätssicherung der stationären Depressionsbehandlung" [1, 3, 4], untermauern den Eindruck aus der täglichen Praxis. 87% der Patienten waren vorbehandelt, etwa die Hälfte bei niedergelassenen Allgemeinärzten oder Ärzten anderer Fachrichtungen und die Hälfte bei niedergelassenen Nervenärzten, Psychiatern oder Psychotherapeuten. 87% waren medikamentös vorbehandelt, dabei zum damaligen Zeitpunkt 45% mit tri- oder tetrazyklischen Antidepres-

Tabelle 1. Ambulante Vorbehandlung bei im ZfP Bad Schussenried aufgenommenen Patienten mit depressiver Störung (Pilotstudie 1994)

Vorbehandlung, ärztlich	27 von 31
Allgemeinarzt oder anderer Facharzt	16
Psychiater/Psychotherapeut	17
stationär psychiatrisch	2
stationär somatisch	5
Vorbehandlung, medikamentös	27 von 31
Antidepressiva	
TZA/Tetraz.A	14
MAOH	3
SSRI	3
andere	3
Benzodiazepine	5
andere Tranquilizer	5
Neuroleptika	
hochpotent	2
niederpotent	9

siva, 10% mit Serotonin-Wiederaufnahmehemmern, 10% mit Monoaminooxidase-Hemmern und 10% mit anderen (vermutlich pflanzlichen) Antidepressiva. Diese Zahlen sind übrigens zum damaligen Zeitpunkt vergleichbar mit den Zahlen der anderen beteiligten Kliniken.

40% unserer Patienten wurden wegen Suizidalität im Vorfeld der Aufnahme aufgenommen. 40% wiesen ein bis mehrere Suizidversuche in der Vorgeschichte auf. 70% der Patienten waren bereits mehrfach wegen einer depressiven Störung in stationärer Behandlung, ein Viertel wies mehr als vier Aufenthalte in der Vorgeschichte auf.

Auch die Fremd- und Selbstbeurteilung des Schweregrads der Erkrankungen bei der Aufnahme, wie er sich in CGI, Hamilton und BDI dokumentiert, ist eindrucksvoll und belegt, daß es sich um eine schwerkranke Klientel handelt. Im CGI waren 27% als mäßig krank, 40% als deutlich krank und 23% als schwer krank eingeschätzt worden. Im Hamilton war ein Drittel der Patienten leicht krank (Hamilton Score 7 bis 17), 37% wiesen einen mittleren Hamilton-Score (18 bis 24) der Depressionsschwere auf und 25% einen schweren Hamilton-Score mit mehr als 25. Im Beck-Depressionsinventar wiesen 11% der Patienten Werte zwischen 11 und 17, über 80% der Patienten Werte über 18 auf.

Diagnostik

Die psychiatrische Diagnose erfolgt nach ICD 10, wobei bislang für die Krankenkasse ICD 9 gleichzeitig erhoben wurde. Im Pilotprojekt 1994 wurden bei Verschlüsselung nach ICD 9 64% der Patienten den endogenen Depressionen und 36% den mehr neurotischen und reaktiven Depressionen zugeordnet. Im Rahmen des Pilotprojekt 1994 und der „Qualitätssicherungsmaßnahme stationäre Depressionsbehandlung" seit 01. 06. 1998 wird eine Fremdbeurteilung mit der Hamilton-Skala und eine Selbstbeurteilung mit dem Beck-Depressionsinventar durchgeführt. Die psychiatrisch/psychotherapeutische Anamnese – und Befunderhebung erstreckt sich selbstverständlich auch auf Familienanamnese, Klärung des sozialen Umfelds, Lerngeschichte und Entwicklung der Persönlichkeit. Gerade bei der depressiven Störung werden Elemente aus dem tiefenpsychologischen, dem lerntheoretischen und dem kognitiven Konzept aufgenommen und in der Erhebung der Gesamtsituation des Patienten berücksichtigt. In der Aufnahmephase ist die körperlich-neurologische Diagnostik nicht zu vernachlässigen, vor allem auch hinsichtlich der Differentialdiagnosen und erhöhten Komorbidität depressiver Störungen. Neben der gerade in der Gerontopsychiatrie wichtigen und nicht immer ganz einfachen Abgrenzung von Depression und demenzieller Erkrankung, sind eine Reihe von internistischen Erkrankungen, sowie natürlich neurologische Erkrankungen mit symptomatischen depressiven Störungen verquickt. Insofern gehören bei depressiven Störungen zum Routinelabor auch die Schilddrüsenwerte, bei Patienten über 45 Jahren, ein EKG zur Routine bei Ersterkrankung und EEG. Computertomographie (CT) und Kernspintomographie (NMR) gehören nicht zur Routinediagnostik, werden jedoch eher häufig angewandt. Auch wenn ein Großteil der apparativen Diagnostik heute bereits ambulant durchgeführt wird, gibt es Einzelfälle, in denen schwere körperliche Störungen im Rahmen der Aufnahme in ein psychiatrisches Krankenhaus entdeckt werden.

Therapie

Entsprechend der mehrdimensionalen Diagnostik, stellt in der Behandlung depressiver Patienten eine Kombination biologischer, psychotherapeutischer und soziotherapeutischer Maßnahmen in unserer Klinik die Regel dar. Der Schwerpunkt der biologischen Behandlungsmaßnahmen liegt dabei in der psychopharmakologischen Behandlung mit Antidepressiva. Hier hat sich eine deutliche Entwicklung hin zur Verwendung neuer Antidepressiva, vor allem der Serotonin-Wiederaufnahmehemmer eingestellt. Während 1994 das Verhältnis trizyklischer Antidepressiva zu Serontonin-Wiederaufnahmehemmern noch bei 60 zu 40% lag, hat sich dieser Prozentsatz zugunsten der SSRI umgekehrt, wie erste Ergebnisse der landesweiten „Qualitätssicherungsmaßnahme stationäre Depressionsbehandlung" für Bad Schussenried zeigen (Tabelle 2).

Tabelle 2. Veränderung von Verordnungsgewohnheiten antidepressiver Medikation im ZfP Bad Schussenried

	1994	1998/99
Tri/tetrazykl. Antidepressiva	58%	50%
SSRI	48%	62%
MAOH	26%	2%
NAS(S)A	–	18%
Andere (z.B. Phytopharmaka)	3%	–
Kombination von Antidepressiva	23%	28%

Die Behandlung orientiert sich dabei zunächst an der Vorbehandlung.
- Welche Antidepressiva wurden bisher verwendet?
- Waren diese ausreichend dosiert?

Welche Antidepressiva haben bei früheren stationären Aufenthalten geholfen?

Abhängig von der Beantwortung dieser Fragen wird umgesetzt auf eine Substanz einer anderen Stoffgruppe oder die Behandlung in einer therapeutisch wirksamen Dosierung fortgeführt. Erfreulicherweise hat sich das Spektrum der Behandlungsmöglichkeiten hier deutlich erweitert. In der Praxis sind im ZfP Bad Schussenried heute Serotonin-Wiederaufnahmehemmer Mittel der ersten Wahl, zum Beispiel Citalopram, Fluoxetin oder Paroxetin. Bei ängstlich agitierten Syndromen und bei erheblicher Suizidgefährdung wird zusätzlich mit Benzodiazepinen (Lorazepam/Tavor) behandelt. Aus Gründen der Arzneimittelsicherheit hat sich eine Beschränkung auf wenige Substanzen, mit denen in der Regel gearbeitet wird, bewährt. Die Auswahl ist bei der Vielzahl neuerer Substanzen vielleicht willkürlich, jedoch erscheint der Gesichtspunkt, daß die Substanzen, mit denen in der Regel und in der ersten Wahl umgegangen wird, vertraut sein sollten, sehr wichtig.

Erst bei nicht ausreichender therapeutischer Wirksamkeit wird auf andere neuere Substanzen, wie Noradrenalin-Wiederaufnahmehemmer (Reboxetin) oder duale Antidepressiva, wie Mirtazapin (NASSA) oder Venlafaxin (SNRI) umgesetzt. Bei wahnhaften Depressionen ist die Kombination mit Neuroleptika eine bewährte Behandlungsstrategie, wobei zunehmend neue, sogenannte atypische Antipsychotika, insbesondere Olanzapin und Risperidon verwendet werden.

Bei persistierender depressiver Symptomatik werden teilweise Kombinationsbehandlungen, von SSRI und trizyklischen Antidepressiva, mit Lithium oder Schilddrüsenhormonen angewandt.

Die psychopharmakologische Behandlung wird bei einem Teil der Patienten unterstützt durch Schlafentzugsbehandlung, sowie im Winterhalbjahr durch Lichttherapie. In Einzelfällen wird bei schweren therapierefraktären depressiven Zustandsbildern, vor allem auch bei erheblicher Gefährdung durch Suizidalität, Elektrokrampftherapie mit unilateraler Stimulation durchgeführt. Die Häufigkeit der Elektrokrampftherapie liegt in den letzten Jahren bei ein bis zwei Patienten pro Jahr. Der Erfolg der Behandlung läßt einen häufigeren Einsatz wünschenswert erscheinen.

Psychotherapeutisch bemühen wir uns zunächst um eine Gestaltung der Stationsatmosphäre, die in der Aufnahmephase Schonung und Entlastung, sowie Akzeptanz depressiven Erlebens vermittelt. In der Behandlungsphase treten zu der Entlastung und der Vermittlung von Hoffnung, zunehmend Aktivierung und Auseinandersetzung mit depressivem Rückzug und individuellen Konfliktthemen. Wichtig ist hier der teamorientierte Ansatz mit Einbeziehung aller Stationsmitarbeiter. Bezugspflege und Pflegeplanung ist die Regel, wobei eine gute Rückkopplung von pflegerischen Bezugspersonen und ärztlich/psychologischen Therapeuten unerlässlich ist. Die Einbeziehung von Angehörigen in der individuellen Ebene ist die Regel, wobei erste Erfahrungen mit Angehörigenarbeit in Gruppen gesammelt wurden.

Die aktivierenden Maßnahmen umfassen Sport, Krankengymnastik und Massagen, Kochgruppen, gezielte Freizeitgestaltung und auch, gerade in der Entlassungsphase, Vermittlung von Kontakten in der Gemeinde. Eine enge Zusammenarbeit mit psychosozialen Einrichtungen im gemeindepsychiatrischen Verbund, vor allem mit dem sozialpsychiatrischen Dienst und dem berufsbegleitenden Dienst, stellt sich vor allem bei alleinstehenden depressiven Patienten als wichtige Unterstützung zur Sicherung eines Behandlungserfolges dar. In der Entlassungsphase sind seitens der behandelnden Therapeuten, unter Umständen Absprachen mit den weiterbehandelnden niedergelassenen Ärzten wichtig.

Die genannten diagnostischen und therapeutischen Fähigkeiten und Angebote erfordern ein besonderes Augenmerk auf die Ausbildung aller Mitarbeiter im Umgang mit depressiv kranken Patienten. Hier ist auch die Notwendigkeit regelmäßiger externer Team-Supervision als unabdingbares Element psychiatrischer Arbeit zu nennen.

■ **Qualitätssicherung und Qualitätsmanagement** sind die beiden Stichworte, welche die psychiatrischen Krankenhäuser in den letzten Jahren mehr und mehr beschäftigen und zunehmend zu einem selbstverständlichen Element unserer Arbeit werden. Im Bereich des Qualitätsmanagements wurden Qualitätszirkel zu verschiedenen Themen durchgeführt. Im Zusammenhang mit der Behandlung depressiver Patienten ist besonders der Qualitätszirkel zur regelmäßigen, strukturierten Erfassung von Suizidalität zu nennen. Ausgehend von Vorgaben der Arbeitsgemeinschaft „Suizidalität und psychiatrisches Krankenhaus" wurde eine Struktur der Erfassung von Suizidalität ausgearbeitet, durch die Therapeuten Vorgaben erhalten, zu welchen Zeitpunkten Suizidalität nachzufragen ist und für das Team ein Rahmen vorgegeben wird, wie mit verschiedenen Stufen der Suizidalität umgegangen wird.

Ein weiteres Projekt ist die Umsetzung von Diagnostik und Therapie – Leitlinien in Prozessbeschreibungen, die Handlungsleitlinien für Mitarbeiter sein können. Ziel kann dabei sein, für verschiedene Krankheitsbilder den Mitarbeitern der drei ZfP, Bad Schussenried, Weissenau und Zwiefalten, Leitlinien für Diagnostik und Therapie mit einer gewissen Verbindlichkeit zur Verfügung zu stellen.

An der Qualitätssicherung in der Depressionsbehandlung beteiligt sich das ZfP Bad Schussenried seit 1994, sowie mit dem Pilotprojekt und gegenwärtig in der landesweiten Qualitätssicherungsmaßnahme „stationäre Depressionsbehandlung". In den Ergebnissen des Pilotprojekts zeigte sich, daß sich die Ergebnisse durchaus mit den anderen beteiligten Kliniken vergleichen lassen. In den bis jetzt vorliegenden Ergebnissen der landesweiten Qualitätssicherungsmaßnahme „stationäre Depressionsbehandlung" wird der Eindruck aus dem Pilotprojekt im wesentlichen bestätigt. Darin wird ein Vergleich mit der Gesamtgruppe von zwanzig Kliniken, sowie mit der Untergruppe der psychiatrischen Großkrankenhäuser ermöglicht.

In einzelnen Bereichen zeigen sich in dieser Qualitätssicherungsmaßnahme Hinweise sowohl auf den Stand der Depressionsbehandlung, als auch auf Möglichkeiten der Verbesserung für das Zentrum für Psychiatrie Bad Schussenried.

Literatur

1. Stieglitz RD, Wolfersdorf M, Metzger R, Ruppe A, Stabenow S, Hornstein Ch, Keller F, Schell G, Berger M (1998) Stationäre Behandlung depressiver Patienten: Konzeptuelle Überlegungen und Ergebnisse eines Pilotprojekts zur Qualitätssicherung in Baden-Württemberg. Nervenarzt 1:59–65
2. Wolfersdorf M (1997) Depressionsstationen/Stationäre Depressionsbehandlung. Springer, Berlin, Heidelberg, New York
3. Wolfersdorf M, Stieglitz RD, Metzger R, Ruppe A, Stabenow S, Hornstein Ch, Keller F, Schell G, Berger M (1997) Qualitätssicherung der stationären Depressionsbehandlung. Psychiatrische Praxis 24:120–128
4. Wolfersdorf M, Stieglitz RD, Metzger R, Ruppe A, Stabenow S, Hornstein Ch, Keller F, Schell G, Berger M (1997) Modellprojekt zur Qualitätssicherung der klinischen Depressionsbehandlung. In: Berger M, Gaebel W (Hrsg) Qualitätssicherung in der Psychiatrie. Springer, Berlin Heidelberg New York

Literatur

KAPITEL 4

Depression in Forschung und Lehre 4

J. B. ALDENHOFF

Einleitung

Die Frage nach dem Unterschied zwischen einer Universitätsklinik und einer anderen Klinik, etwa der Maximalversorgung, läßt sich relativ einfach beantworten:

Die wesentlichen Aufgaben einer Universitätsklinik sind Forschung und Lehre. Bezieht man diese Zuordnung auf depressive Patienten, so ergeben sich, neben einer möglichst guten Behandlung, wie sie solche Patienten nach Möglichkeit in jeder Klinik erfahren sollten, einige besondere Aspekte universitärer Arbeit, mit denen sich der folgende Artikel auseinandersetzen wird.

Was ist Depression?

Wenn im folgenden der Ausdruck „Depression" gebraucht wird, so ist den mit der Thematik Vertrauten bewußt, daß es dabei nicht um ein einfaches Krankheitsbild geht, sondern daß hinter dem Begriff relativ komplexe Prozesse der Klassifikation der biologischen Forschung und nicht zuletzt der Psychiatriegeschichte stehen. Das heutige klassifikatorische Vorgehen, das ca. 20 verschiedene depressive Krankheitsentitäten unterscheidet, beruht auf der seit der DSM III mehr oder weniger akzeptierten Übereinkunft, im diagnostischen Prozeß vorwiegend beschreibend vorzugehen und kaum ideologische Grundannahmen mit einzubeziehen. Im Bereich depressiver Erkrankungen führte dies im wesentlichen zur Abkehr von dem seinerzeit sehr dominierenden Begriff der „endogenen" Depression, ein Begriff, der heute noch von vielen älteren Psychiatern gerne gebraucht wird und dem im Diskurs der mit der Depression in Verbindung stehenden biologischen Befunde in der Tat einiges zu entsprechen scheint.

Zwei Vorteile hatte die Abkehr von der endogenen Depression: Zum einen wurden die depressiven Erkrankungen auch in Deutschland für die in den USA längst gebräuchlichen spezifischen Psychotherapien zugänglich. Zum anderen wurde es üblich, biologische Faktoren bei *allen* Untergruppen depressiver Erkrankungen zu untersuchen, nicht nur bei denen, bei denen man eine stärkere biologische Ursache, das *„Endon"* vermutete.

Welche Merkmale bestimmen den Umgang mit depressiven Erkrankungen in Forschung und Lehre heute vor allem?

Komorbidität

Eine der verblüffendsten Erkenntnisse, die auf gut abgesicherten epidemiologischen Daten fußt besagt, daß es bei Depressionen zu einer bemerkenswerten Komorbidität mit schweren körperlichen Erkrankungen und einer signifikanten Verkürzung der Lebensdauer kommt (Barefoot u. Schroll 1996; Lederbogen et al. 1999). Was ist die Ursache dieser Komorbidität? Die Antwort ist bis heute nicht klar, stellt aber einen Mittelpunkt internationaler Forschungsaktivitäten dar. Offenbar kommt es bei der Ausbildung eines depressiven Syndroms zu einem metabolischen Zustand, der entsprechende Erkrankungen begünstigt und nicht selten wiederum die depressive Erkrankung unterhält. Am besten läßt sich dies pathophysiologisch für den Diabetes mellitus zeigen (Prestele at al. 2002). Bisher ist unklar, welche Mechanismen zu diesem „metabolischen Syndrom" führen, ob es bei allen depressiven Störungen eine Rolle spielt oder an eine besondere Ausprägung der Auffälligkeiten der Streßachse, oder an das Alter gebunden sind. Man weiß auch nicht, welche zellulären Mechanismen ihm zu Grunde liegen, obwohl im zellulären Bereich die Verbindung zwischen den genannten körperlichen Erkrankungen und der Depression wahrscheinlich noch am ehesten herzustellen wäre.

Theorien über zelluläre Mechanismen bei der Depression stammen vor allem aus der experimentellen Forschung. Hier ist es vor allem die weitgehende Aufklärung der Auffälligkeiten der Hypophysen–Hypothalamus–Nebennierenrinden-Achse, die in ihren Querverbindungen zu den Neurotransmittersystemen, insbesondere dem Serotonin, enorm fruchtbar für die Theorienbildung zur Erklärung depressiver Erkrankungen sind (Linthorst et al. 2000). Zelluläre Befunde am Menschen sind naturgemäß schwer zu erheben. Unsere Arbeitsgruppe untersucht dies am Modell des T-Lymphozyten aus, an dem Auffälligkeiten der Kalziumphysiologie in der Depression gefunden wurden (Aldenhoff et al. 1997). Neuere Befunde zeigen, daß auch andere Aspekte der Signaltransduktion, nämlich das cAMP-responsive-element *binding-protein (CREB)* bei der Depression verändert ist (Koch et al. 2002).

Ein interessanter Befund, der erst durch die mit der Aufgabe der endogenen Depression entstehenden Dynamik möglich wurde, besagt, daß auch bei der Anwendung psychotherapeutischer Verfahren Veränderungen depressionsspezifischer Auffälligkeiten, etwa des Schlafes (Thase et al. 1997), aber auch von Kalzium und CREB (Aldenhoff et al. 1997; Koch et al. 2002) einhergehen. Im Sinne einer aktuellen Standortbestimmung läßt sich die Depression als eine psychosomatische Erkrankung im eigentlichen Sinne begreifen. Die Konsequenzen dieser Einschätzung in Psychiatrie, Psychotherapie oder Psychosomatik werden Inhalt aktueller Forschungen sein.

Was wirkt wie antidepressiv?

Bis heute wissen wir nicht, wie die von uns seit langem in der Klinik verwendeten antidepressiven Maßnahmen wirken. Dies gilt für Psychopharmaka, für Psychotherapie, für Schlafphasenvorverlagerung und Elektrokrampftherapie.

Als man sich noch nicht mit der Tatsache auseinandersetzen mußte, daß Psychotherapien bei den meisten depressiven Erkrankungen ebenso wirksam sind wie pharmakologische Antidepressiva (Frank et al. 1993), konnte man getrost Mechanismen der synaptischen Übertragung als biologische Grundlage der Depression und ihrer Therapie als gegeben annehmen, zumal Befunde von den Pionieren der biologischen Psychiatrie, wie Julius Axelrod, diese Annahme zu unterstützen schienen (Axelrod 1963). Die Hemmung der synaptischen Wiederaufnahme der Neurotransmitter Noradrenalin und Serotonin hatte lange Jahre eine Monopolstellung unter den Erklärungshypothesen pharmakologischer Wirkungen im Bereich der Psychopharmakologie inne. Sie wurde mit der Entdeckung der Wirksamkeit störungspezifischer Psychotherapien in Frage gestellt, weil man nun hypothetisch nicht mehr eine Beteiligung synaptischer Strukturen annehmen konnte. Der daraus entstehenden Ratlosigkeit wurde interessanterweise durch einen Befund abgeholfen, der für sich genommen zunächst wesentlich verblüffender war und ein wesentlich größeres Ärgernis darstellte als die Wirkung antidepressiver Psychotherapien:

Eine Analyse vieler großen Studien zu antidepressiver Wirkung, einschließlich der Zulassungsstudien von Antidepressiva hatten eine vehemente Diskussion hervorgerufen (Enserinck 1999). Sie entzündete sich an der Behauptung, daß jedem pharmakologischen Verumeffekt ein beachtlicher Placeboanteil, und zwar bis zu 75% zugrunde liege. Dieser zeigte sich, wenn man bei entsprechenden Analysen den Placeboeffekt nicht von vornherein abtrennte, sondern als ein auch im Falle der Verumwirkung aktives Prinzip betrachte. Die Diskussion, die auf den ersten Blick mehr von akademischem Interesse schien, wurde dadurch noch angeheizt, daß aktuelle und mit Spannung erwartete Zulassungsstudien zum großen Ärger von Industrie und Aktionären an der fehlenden Überlegenheit eines Präparates gegenüber Placebo scheiterten.

Wiederum Metaanalysen, aber auf den ersten Blick zunächst weniger spektakuläre, hatte die Gruppe des Schweizer Epidemiologen und Psychiaters J. Angst schon seit längerer Zeit veröffentlicht. Auch sie erbrachten einen unerwarteten Befund (Stassen et al. 1993):

Betrachtete man nur die Responder in einer Studie, also egal ob die Response nun durch Verum oder Placebo hervorgerufen war, so war der Zeitgang der Besserung unabhängig von der Maßnahme, die zur Besserung der Depression führte identisch. Die Interpretation dieses Befundes besagt, daß die pharmakologisch nachweisbare Wirkung nur ein Teil der antidepressiven Wirkung ist. Darüber hinaus gibt es anscheinend einen hirneigenen Genesungsprozeß, der durch die in ihrem Mechanismus ja sehr unterschiedlichen therapeutschen Maßnahmen „getriggert" wird.

Dieser unerwartete Effekt rückt Psychotherapie und Pharmakotherapie näher aneinander; es macht wenig Schwierigkeiten, die Aktivierung eines solchen hirneigenen Prozesses durch psychotherapeutische wie durch psychopharmakologische Maßnahmen zu postulieren.

Diese Ergebnisse bescheren der universitären Forschung Grundlagen für eine Reihe von interessanten Studien zum Placeboeffekt, aber auch zur Frage der unterschiedlichen Zeitgänge von Response „Partial-Response" oder „Non-Response" (Dew et al. 1997). Wir wissen seit langem, daß es offenbar Patientengruppen gibt, die sich bezüglich ihrer Fähigkeit, auf antidepressive Maßnahmen zu reagieren, unterscheiden. Bis jetzt fehlen Prädiktoren, welche die Zugehörigkeit zu einer solchen Gruppe, nach Möglichkeit noch vor Einsatz bestimmter therapeutischer Verfahren, erklären könnten. Es ist evident, daß solche Forschung auf für die Patienten größte Vorteile hätte. Man könnte es Patienten und Ärzten sparen, genuine Non-Responder, und solche muß es geben, über Wochen und Monate mit dem falschen Medikament zu behandeln.

Neue biologische Aspekte der Depression

Seit einigen Jahren erfreut sich eine Publikation von Duman größter Beliebtheit (Duman et al. 1997): Der amerikanische Wissenschaftler hat postuliert, daß die antidepressive Wirkung überwiegend durch die Aktivierung von zentral wirksamen Wachstumsfaktoren zustande kommt, die den Zustand bestimmter Nervenzellen, insbesondere im Hippokampus verbessere und Streßeffekten entgegen wirke. Diese Hypothese ist bis heute nicht recht bewiesen, aber neuerdings wurden Befunde berichtet, die dazu passen. Amerikanische Gruppen fanden Hinweise, daß es im Hippokampus während der Depression tatsächlich zum Zelluntergang kommt – so etwas war schon länger vermutet worden – und daß es mit dem Heilungsprozeß zur „Neuro-Neogenese" kommt. Hier findet die Therapieforschung zur Depression Anschluß zu einem der aufregendsten Gebiete der modernen Medizin, der Stammzellenforschung. Diese Thematik, die in Innerer Medizin und Immunologie seit langem hoch aktuell ist, greift jetzt auch auf die Neurofächer über, seitdem man weiß, daß auch Nervenzellen zur Teilung unter bestimmten Bedingungen fähig sind.

Im zweiten Teil dieser Arbeit will ich einige Überlegungen über die Bedingungen anstellen, die erfüllt sein sollten, um an einer Universitätsklinik einen patientenfreundliche und erfolgreiche Forschung zu machen.

Folgende strukturelle Voraussetzungen sollten gegeben sein:

1. Routinemäßig sollte seine standardisierte Diagnostik und Schweregradbestimmung, nach Möglichkeit rechnergestützt, durchgeführt werden. Das spart Zeit und Redundanz und kommt dem grundlegenden klinischen Standard zu Gute.[1]
2. Unmittelbar nach der stationären Aufnahme sollte in der Regel eine Auswaschphase durchgeführt werden. Die Gründe sind vielfältig und mehr durch die Interessen der Patienten als der Forschung bedingt:
   - In der Regel wurden depressive Patienten vor dem in der Behandlungskette letzten Schritt der stationären Aufnahme mit mehreren Antidepressiva behandelt, die sich als wirkungslos erwiesen haben. Problematisch ist dabei, daß diese ambulanten Behandlungsversuche vor allem bezüglich Dauer und Dosierung nicht ausreichend sind (Linden et al.

---

[1] Die meisten Bedingungen erfolgreicher Forschung in der Psychiatrie entsprechen gutem klinischen Standard. Es ist also nicht so, daß Forschung, von wenigen Spezialfragestellungen abgesehen in ihren Voraussetzungen den normalen klinischen Rahmen überschreitet. Dies sollte auch in der Diskussion mit den Krankenkassen bedacht werden.

1999). Häufig ist durchaus nicht auszuschließen, daß das eine oder andere der bereits verordneten Medikamente effektiv gewesen wäre, hätte man es nur in ausreichende Dosierung über genügend lange Zeit gegeben.

- Mit der Einführung neuer Antidepressiva wird die pharmakologische Interaktion immer starker als Problem angesehen. Dies gilt insbesondere bei selektiven Serotonin-Wiederaufnahme-Hemmern mit längerer Wirkungsdauer.
- Trotz erheblichen Hilfesuchverhaltens von Seiten depressiver Patienten hat es sich auch für sie als hilfreich erwiesen, den stationären Aufenthalt zunächst mit der Zäsur einer medikamentenfreien Phase zu beginnen. Sie kann zudem genutzt werden, indem mit der inzwischen als obligat erkannten Psychoedukation begonnen wird, die für die Betroffenen auch die Alternative zwischen pharmakologischer oder psychotherapeutischer Behandlung anbietet.

3. Eine Universitätsklinik, aber auch eine größere Versorgungsklinik sollte zur Behandlung depressiver Störungen das gesamte Angebot der wichtigsten Therapien bereithalten. Im Falle der Depression sind dies:
   - Die gesamte Palette der Pharmakotherapie,
   - wenigstens eine der störungsspezifischen Psychotherapien, Interpersonale Therapie oder kognitive Therapie,
   - klare und operationalisierte Vorgaben, wann in Kombination behandelt werden soll,
   - Elektrokrampftherapie.
   - Nach Möglichkeit sollten auch Schlafphasenvorverlagerung und Lichttherapie angeboten werden.

   Welche dieser Verfahren gegebenenfalls beforscht werden – bei nahezu allen besteht ein erheblicher Bedarf – steht natürlich im Ermessen und Interesse der jeweiligen Einrichtung.

4. Wünschenswert ist, daß die o.g. Therapien nicht nach der individuellen klinischen Einschätzung eingesetzt werden, sondern daß man sich so weit wie möglich nach Therapiealgorithmen (z.B. Crismon et al. 1999) richtet.

5. Ein für anspruchsvolle Forschung nahezu unverzichtbare Voraussetzung ist eine enge und gute Kooperation zwischen niedergelassenen Ärzten und Universität. Die Langzeitbehandlung depressiver Patienten unter Beibehaltung therapeutischer Kontinuität, die Möglichkeit, auch Studien über längere oder lange Zeit durchzuführen, – und nur dies ist unter den Vorgaben der ambulanten und klinischen Realität eigentlich sinnvoll, – aber auch der Wissenstransfer in *beiden* Richtungen, all dies bedarf einer solchen Kooperation.

6. Einer der wichtigsten Kooperationen für Universitätskliniken ist nach wie vor die mit der Industrie. Wir machen uns viel zu wenig klar, daß Innovationen auf dem Gebiet der Psychopharmakologie in der Vergangenheit in allererster Linie aus der Industrie, und nicht aus der universitären Forschung kamen. Auch wenn diese Erkenntnis schmerzhaft ist, in Zukunft wird dies noch viel stärker der Fall sein. Ausnahmen, wie die Entdeckung der ersten CRH-Rezeptor-Antagonisten (Holsboer 1999) bestätigen diese Tatsache eher, als daß sie ihr widersprechen. Diese Kooperation bedarf

aber für die Zukunft einiger Modifikationen, um für beide Seiten befriedigend zu sein. Bedingt durch die schlechte finanzielle Ausstattung vieler Universitätskliniken entwickelt sich leicht eine Bedürftigkeit, die Studienbedingungen akzeptieren läßt, die weder interessant noch zukunftsweisend sind. Das Zuarbeiten im Rahmen großer Multicenterstudien ist zwar nötig, aber allein noch keine universitäre Tätigkeit. Eine befriedigende Kooperation müßte sich aus den eingebildeten und realen Abhängigkeiten befreien und zu einem gleichberechtigten Austausch wissenschaftlicher Fragestellungen kommen. Dies könnte durchaus auch für die Industrie sinnvoll sein; ein kreativer Umgang mit den für die Industrie teilweise durchaus frustranen Ergebnissen placebo-kontrollierter Studien, die dann aber auch zur Analyse zur Verfügung gestellt werden müßten, wäre ein lohnender Ansatz für universitäre Forschung, bei dem auch einiges über Therapieresponse generell zu entdecken wäre.

Zum Schluß will ich noch einige Bemerkungen über Lehrstrukturen machen. Die Modernisierung des Lehrbetriebs schreitet rasant vorwärts und an vielen Orten gibt es interessante Modelle, die wie Blockpraktika, PC-gestützter Unterricht auch in der Psychiatrie mit Gewinn eingesetzt werden können. Man sollte aber zwei Besonderheiten bedenken:

- Menschen mit psychiatrischen oder psychosomatischen Störungen sind oft weniger bereit und in der Lage als somatisch Kranke, ihre Problematik und ihr Leiden größeren Zahlen von Studenten und das, wie im Falle vom Kleingruppenunterricht unumgänglich, auch noch mehrfach zu tun. Der einzige, aber m.E. nicht schlechte Ausweg aus diesem Dilemma ist der verstärkte Gebrauch von Lehrvideos, ggf. auch unter Einbeziehung von Darstellern. Gut gemacht hat dieses Verfahren auch Vorteile, da eine klinische Symptomatik so viel eingehender und vollständiger präsentiert werden kann, als dies am individuellen Patienten meist möglich ist.
- Die Psychiatrie kämpft mit ihrer schwierigen Grundlage, der Neurobiologie. Während es vor wenigen Jahren noch kaum möglich war, psychiatrische Symptome auf ihre neurobiologische Grundlage zurück zu führen, werden wir jetzt zunehmend von Publikationen überflutet, die für unser Fach hoch relevant, z.T. sogar revolutionierend sind. Die Schwierigkeit liegt darin, diese Befunde zu verstehen und in eigenen Forschungsprojekte sinnvoll zu integrieren. Das erfordert auf verschiedenen Ebenen der psychiatrischen Lehre und Ausbildung, während des Studiums, aber auch und vorallem während Fort- und Weiterbildung eine zentrale Einbindung neurobiologischer Themen. In Kiel versuchen wir dieser Problematik durch eine bereits mehrfach durchgeführte „Summerschool" gerecht zu werden (Schiffelholz u. Aldenhoff 2001); losgelöst vom Alltagsbetrieb werden an der Forschung interessierte, jüngere Psychiater von erfolgreichen Wissenschaftlern aus den Grundlagenwissenschaften über eine Woche lang in Methoden, Probleme und Ergebnisse eingeführt, die schon heute unmittelbare Relevanz für die Psychiatrie haben, oder dies in den nächsten Jahren erreichen werden. Ein gutes Beispiel dafür ist die im Jahr 2000 mit dem Nobelpreis ausgezeichnete Forschung von E. Kandel: lange Zeit als „Schneckenforscher" vom psychiatrischen Establishment eher belächelt, stellt seine

Forschung heute einen der aufregendsten Ansätze zellulärer Grundlagenforschung der Psychiatrie dar (Kandel 1998).

Literatur

Aldenhoff JB, Dumais-Huber C, Fritzsche M, Sulger J, Vollmayr B (1997) Altered Ca(2+)-
homeostasis in single T-lymphocytes of depressed patients. J Psychiatr Res 31:315–322
Axelrod J (1963) The formation, metabolism, uptake and release of Noradrenaline and
Adrenaline. In: Varley H; Gowenlock AH (eds) The clinical chemistry of monoamines.
Elsevier, Amsterdam
Barefoot JC, Schroll M (1996) Symptoms of depression, acute myocardial infarction, and
total mortality in a community sample. Circulation 93:1976–1980
Crismon ML, Trivedi M, Rush AJ, Hischfeld RMA, Kahn DA, DeBattista C. Nelson JC,
Nierenberg AA, Sackeim HA, Thase ME (1999) The Texas Medication Algorithm Project.
J Clin Psychiatry 60:144–156
Dew MA, Reynolds CF 3rd, Houck PR, Hall M, Buysse DJ, Frank E, Kupfer DJ (1997) Tem-
poral profiles of the course of depression during treatment. Predictors of pathways to-
ward recovery in the elderly. Arch Gen Psychiatry 54:1016–1024
Duman RS, Heninger GR, Nestler EJ (1997) A molecular and cellular theory of depression.
Arch Gen Psychiatry 54:597–606
Enserink M (1999) Can the Placebo be the cure? Science 284:238–240
Frank E, Karp JF, Rush AJ (1993) Efficacy of treatments for major depression. Psychophar-
macol Bull 29:457–475
Holsboer F (1999) The rationale for corticotropin-releasing hormone receptor (CRH-R) an-
tagonists to treat depression and anxiety. J Psychiatr Res 33:181–214
Kandel E (1998) A new intellectual framework for Psychiatry. Am J Psychiatry 155:457–468
Koch J, Kell, S, Aldenhoff JB (2001) The influence of antidepressants on CREB phosphoryla-
tion in human T – lymphocytes (submitted)
Lederbogen F, Deuschle M, Heuser I (1999) Depression – ein kardiovaskulärer Risikofaktor.
Der Internist 40:1119–1121
Linden M, Lecrubier Y, Bellantuono C, Benkert O, Kisely S, Simon G (1999) Psychotropic
drug prescribing by primary care physician: An international collaborative study. Int J
Clin Psychopharmacol 19:132–140
Linthorst AC, Flachskamm C, Barden N Holsboer F, Reul JM (2000) Glucocorticoid receptor
impairment alters CNS responses to a psychological stressor: an in vivo microdialysis
study in transgenic mice. Eur J Neurosci 12:283–291
Prestele B, Aldenhoff J, Reiff J (2002) Nervenheilkunde (submitted)
Schiffelholz T, Aldenhoff J (2001) Neuronale Plastizität – Das Geheimnis der Gedächtnisbil-
dung? Nervenheilkunde (submitted)
Stassen HH, Delini-Stula A, Angst J (1993) Time course of improvement under antidepressant treatment: a survival-analytical approach. Eur Neuropsychopharmacol 3:127–135
Thase ME, Greenhouse JB, Frank E, Reynolds CF 3rd, Pilkonis PA, Hurley K, Grochocinski
V, Kupfer DJ (1997) Treatment of major depression with psychotherapy or psychother-
apy-pharmacotherapy combinations. Arch Gen Psychiatry 54:1009–1015

Qualitätssicherung stationärer Depressionsbehandlung – Beispiele und kritische Anmerkungen

M. WOLFERSDORF, A. HEINDL und A. RUBEL

Einleitung

Qualitätssicherungsverfahren gibt es in der Medizin schon lange, z. B. in der Peri- und Neonatalogie oder in der Chirurgie anhand Tracerdiagnosen und in den letzten Jahren auch in der klinischen Psychiatrie und Psychotherapie (Gaebel 1995; Haug u. Stieglitz 1995; Berger u. Gaebel 1997; Münsterklinik-Zentrum für Psychiatrie Zwiefalten 1997; Jonitz 2000). Jonitz (2000) wies in seinen kritischen Anmerkungen zum Thema Qualitätssicherung in der klinischen Medizin auf die Entstehung von „Qualitätsmanagement" hin; in den USA hätten Fallpauschalen zur Verschlechterung der Qualität der Patientenversorgung und kürzere Liegezeiten zu schnellerer und kränkerer Entlassung aus dem Krankenhaus geführt. Sparzwänge im Gesundheitswesen können also zu einer schleichenden Qualitätsverschlechterung führen, z. B. durch Personalabbau in Krankenhäusern, durch Unterlaufen gesetzlicher Mindeststandards der Arbeitssicherung oder durch Budgetierung der Arzneimittel- und Heilmittelversorgung. So ist die Einführung von Qualitätsmanagement/-sicherung auf einer politischen Ebene in Zusammenhang mit der Einführung neuer mehr leistungsbezogener Entgeltformen im Krankenhaus zu sehen, wenngleich Luithlen (1997) zu der „festen Überzeugung gelangt, daß Systemen, die den Patienten erklärtermaßen in den Mittelpunkt stellen, die Zukunft gehört" (Luithlen 1997). Als dringende Probleme sind zu beachten die Gefahr des Mißbrauches der Qualitätssicherung als einen Weg, vor allem Kosten zu sparen und vermeintliche Überversorgung abzubauen, die Schwierigkeit der Frage, was Qualität in der Gesundheitsvorsorge überhaupt bedeutet, was „gute Medizin" ist und wie mit den Erwartungen der Gesellschaft an den Arzt in der individuellen Arzt-Patient-Beziehung umzugehen sei, wo eine möglichst optimale Versorgung unter Einbeziehung des medizinisch-wissenschaftlichen Fortschrittes eingefordert wird.

Wem also soll „Qualitätssicherung" dienen? Dem Patienten, dem Kostenträger, dem Krankenhausträger? War die „Qualität" früher so schlecht, daß sie jetzt „sicher gestellt" werden muß? Wird „Qualitätssicherung" zum Disziplinierungsinstrument der therapeutisch-pflegerischen Mitarbeiter vor dem Hintergrund eines verkappten Vorurteils, es gebe zu viele, die zu wenig täten – und hier sei Sparmöglichkeit? Wird „Qualitätssicherung" unter dem Stichwort „Leitlinien" zur Vermeidung einer Versorgungsverschlechterung als „ethisches Feigenblatt" verwendet? Und wer finanziert eigentlich die Zeit, die für „Qualitätssicherung" verbraucht wird, die letztendlich dem Patienten fehlt. Und letztlich ist auch die Frage zu stellen, wie ist Qualitätssicherung durchzuführen, daß sie Sinn macht, Fortschritt darstellt, letztendlich, so Luithlen (1997), also wieder dem Patienten zugute kommt.

„Qualitätssicherung" in der klinischen Psychiatrie und Psychotherapie

Selbmann (1995) hat als „Qualität" den Grad der Übereinstimmung zwischen dem Erreichten bei gegebenen strukturellen Rahmenbedingungen und dem bei derzeit existierendem medizinischem Wissen Erreichbaren bezeichnet. Qualität ist also global das Erreichte auf dem Weg zum Erreichbaren und als solche muß sie auf dem Wege zur „Qualitätssicherung" beschrieben und definiert werden (Stieglitz et al. 1998; Selbmann 1995). Traditionelle und heute zusätzlich im Rahmen sogenannter Qualitätssicherung durchgeführte Maßnahmen sind in der Tabelle 1 zusammengefaßt. Als Qualitätssicherungsmaßnahme in der klinischen Psychiatrie und Psychotherapie lassen sich alle Maßnahmen zur Verbesserung struktureller, prozessualer und ergebnisorientierter Aspekte der Patientenversorgung verstehen; konzeptuelle Ansätze hierzu sind in Tabelle 2 zusammengefaßt. Üblicherweise werden Maßnahmen zur „Qualitätssicherung" auf den Dimensionen „Strukturqualität", „Prozeßqualität" sowie „Ergebnisqualität" (s. Berger u. Vauth 1995; Tabelle 3) gemessen. So gehört zu „Strukturqualität" die Personalsituation und deren berufliche Qualifikation, z. B. im Sinne der Psychiatrie-Personalverordnung (Psych-PV), die Infrastruktur eines Hauses, die vorgegebene Wohn- und Unterbringungsqualität. Unter „Prozeßqualität" werden alle diagnostischen und therapeutisch-pflegerischen Maßnahmen verstanden. In die „Ergebnisqualität" gehen die Befindlichkeit des Patienten, das Ausmaß an Symptomreduktion, die Wiedererlangung von Arbeits- und Beziehungsfähigkeit oder die Reintegration in das familiäre Umfeld, je nach Patientengruppe, im Sinne der Therapieevaluation ein sowie heute auch die subjektive Zufriedenheit des Patienten bzw. seiner Angehörigen mit den Behandlungsergebnissen und auch die dadurch erreichte Lebensqualität. Nebenwirkungen von Therapie, unerwünschte Ereignisse, suizidale Handlungen u. ä. gehen in die Einschätzung des Therapieergebnisses ein.

Dabei ist die „Ergebnisqualität", legt man die Erkenntnisse der Evaluationsforschung der letzten Jahrzehnte zugrunde, am ehesten noch „wissenschaftlich" auszurichten. Andererseits sind Untersuchungen zur Qualitätssicherung üblicherweise keine Forschungsfragestellungen, zumal sie, auch wenn sie Methoden der Therapieevaluation verwenden, sich nur begrenzt an Forschungserfordernissen, z. B. Ratertrainings oder Patientenselektion, orientieren (Tabelle 4). Am ehesten sind sie also mit Phase-IV-Forschung zu vergleichen (Cording et al. 1995; Cording 1999). Zur Messung von „Ergebnisqualität" werden sog. Indikatoren gebraucht, bei denen „allgemeine" und „nosologie- bzw. störungsbezogene" zu unterscheiden sind. In der klinischen Psychiatrie und Psychotherapie gelten z. B. die stationäre Behandlungsdauer, der Schweregrad der Erkrankung zum Zeitpunkt der Entlassung, die soziale Integration bzw. das globale Funktionieren, die Wiedereingliederung oder auch die Art der Entlassung (gebessert, verstorben z. B. durch Suizid) als sol-

Tabelle 1. Qualitätssicherung in der klinischen Psychiatrie und Psychotherapie

Traditionelle (z. B.):
- Oberarzt- und Chefarztvisite
- Besprechung zu Diagnostik und Therapie
- Teambesprechungen (alle Mitarbeiter einer Station) zu Team- und Stationsabläufen sowie patientenzentriert
- Supervision („Teamsupervision" eines Stationsteams)
- Einzel- und Gruppensupervision im Rahmen von Psychotherapieweiter- und -fortbildung
- Balintgruppen
- Selbsterfahrungsverfahren (Einzel- und Gruppenanalyse)
- allgemeines Fortbildungsangebot einer Klinik/Abteilung/Station

Heute zusätzlich im Rahmen sog. Qualitätssicherung (z. B.):
- alles obige weiterhin, z. T. Vorgabe von WB/FB
- „Stationskonzepte" zu therapeutisch-pflegerischen und stationsorganisatorischen bzw. -atmophärischen Abläufen
- Pflegeplanung, Bezugspflege
- offizielle klinikinterne „Qualitätszirkel" (berufsgruppen-, hierarchieübergreifend; themen- bzw. schnittstellenbezogen); Benennung eines(r) „QualitätsmanagerIn"
- Entwicklung von „Leitbildern" (z. B. Pflegeleitbild, Klinikleitbild)
- Teilnahme an externen klinikvergleichenden QS-Maßnahmen (z. B. der Träger, der ÄK, Forschungsprojekt z. B. MedNet)

Tabelle 2. Qualitätssicherungsprojekte in der klinischen Psychiatrie und Psychotherapie

- Maßnahmen zur Verbesserung struktureller (z. B. Versorgungssysteme, Institutionen, Personalausstattung), prozeduraler (z. B. Therapieleitlinien und deren Umsetzung) und ergebnisorientierter (z. B. Therapieevaluation, Outcome-Forschung) Aspekte der Patientenversorgung

- Entwicklung und Vorlage von Leitlinien/Standards zur QS sowie zu Tracerdiagnosen (WHO 1991, The Royal Australian and New Zealand College of Psychiatrists 1982, APA 1992, AWMF 1994, DGPPN 1997, 1998, APK/BMG 1996 u. a.)

- Einige Projekte in der klinischen Psychiatrie
  1) Arbeitsgruppe „Qualitätssicherung in der stationären Depressionsbehandlung", Juni–August 1995 in 4 Psychiatrischen Einrichtungen Baden-Württembergs *(siehe Wolfersdorf et al. 1997)*
  2) Arbeitsgruppe „Qualitätssicherung in der stationären Depressionsbehandlung" in Baden-Württemberg/Bayern/Sachsen, 2-Jahresprojekt, 22 Kliniken gemeinsam mit der LÄK Baden-Württemberg *(Leitung R. Metzger et al. 2000)*
  3) MedNet-Projekt „Qualitätssicherung in der stationären Schizophreniebehandlung" *(Leitung W. Gaebel, 1999)*

che Kriterien. Auch Wartezeiten bis zu einer stationären Aufnahme, der Verbrauch von Medikamenten, die Häufigkeit von Nebenwirkungen oder auch die Zufriedenheit des Patienten und seiner Angehörigen zum Zeitpunkt der Entlassung oder zu einem späteren katamnestischen Zeitpunkt, können mit einbezogen werden. Depressionsspezifische Indikatoren für Ergebnisqualität sind dann die Entlassungswerte, gemessen in einer Fremd- bzw. Selbstbeurteilungsskala für Depressivität (üblicherweise die Hamilton Depressionsskala bzw. das Beck Depressionsinventar), die Häufigkeit schwerer bzw. leichter Depressionen zum Zeitpunkt der Entlassung, die Anzahl von suizidalen Handlungen während Therapie oder auch die Nebenwirkungen von Antide-

Tabelle 3. Komponenten der Qualitätssicherung (modifiziert nach Berger u. Vauth, 1995)

Strukturqualität
- personelle Elemente: Art und Anzahl des Personals, Ausbildung, fachliche Qualifikation
- materielle Elemente: Art und Umfang der materiellen Ausstattung (z. B. Räumlichkeiten)
- organisatorische Elemente: Aufbauorganisation
- Systemelemente   Art des Gesundheitssystems (Finanzierung, externe Regulierung)

Prozeßqualität
- Orientierung an „good medical practice"
- Psychiatrie-spezifisch: Vorgabe der Psych PV
- Technische Behandlung: Diagnostische, somatische, pharmakologische, psychotherapeutische und andere Maßnahmen
- Arzt (Therapeut) – Patienten-Verhältnis, Stationsklima
- Dokumentation

Ergebnisqualität
- Patientenereignisse
- Gesundheitszustand im Vergleich zum Aufnahmebefund
- Subjektive Zufriedenheit
- Lebensqualität
- Rückfallgefährdung

Tabelle 4. Qualitätssicherung als „Forschungsthema"

1. Untersuchungen zur QS sind üblicherweise keine Forschungsfragestellungen. Sie verwenden zwar Methoden der Therapieevaluation und Patientenbeschreibung (z. B. Fragebögen, Basisdokumentation) orientieren sich aber nur begrenzt an Forschungserfordernissen (z. B. Ratertrainings, Patientenselektion, Doppelblindverfahren)

2. Untersuchungen zur QS entsprechen am ehesten Ansätzen der Phase-IV-Forschung

3. Vergleich der Daten mit Standards, Cut-off-points oder Methoden- und Datenkritik erfolgen durch eine sog. Expertenkommission aus klinisch und wissenschaftlich ausgewiesenen Experten

4. „Feldforschung" beschreibt, was „wirklich" unter welchen Rahmenbedingungen geschieht

5. „Forschung" an QS ist das methodische Herangehen und die Verwendung ausgewiesener Instrumente/Methodik

pressiva, sowie der Erhalt von psycho- und soziotherapeutischen Maßnahmen usw.

Derartige Indikatoren können dann im Rahmen „interner" sowie „externer" Klinikvergleiche herangezogen werden. Bei der „externen" Qualitätssicherung handelt es sich um den Vergleich von Kliniken anhand der Daten aus den genannten Qualitätsdimensionen, z. B. um den Vergleich von Verweildauern bei einer bestimmten Patientengruppe.

Anmerkung zu Modellprojekten zur Qualitätssicherung stationärer Depressionsbehandlung

Hinweise auf einige Projekte in der klinischen Psychiatrie und Psychotherapie zum Thema „Qualitätssicherung der stationären Depressionsbehandlung" sind bereits in der Tabelle 2 aufgelistet. Dabei wird nachfolgend kurz auf das ursprüngliche Pilotprojekt „Qualitätssicherung der stationären Depressionsbehandlung in Baden-Württemberg" eingegangen, welches vom 1. Juni bis zum 31. August 1995 bei Patienten mit „depressivem Syndrom", bei vermuteter ICD-9-Diagnose aus der Gruppe der primär depressiven Erkrankungen, an 4 psychiatrischen Einrichtungen durchgeführt wurde (ausführlich siehe Wolfersdorf et al. 1997a, b, Stieglitz et al. 1998, Heindl und Wolfersdorf 2000). Bei den dort untersuchten 56 Männern und 94 Frauen (150 stationär aufgenommene depressive Patienten, mittleres Alter 50,9 Jahre) betrug die stationäre Behandlungsdauer im Mittel 40,8 Tage (2–102 Tage), der Median lag bei 39,5 Tagen. Durchgängig handelte es sich um eine schwerst depressive Klientel, bei 72% mit mehrfachen depressiven Episoden in der Vorgeschichte, bei 34% mit mindestens einem Suizidversuch, und bei über der Hälfte, nämlich 53%, mit Suizidalität im Vorfeld der Indexaufnahme. Gut ein Drittel (35%) der Patienten wiesen im Sinne von psychiatrischer Komorbidität mehr als eine psychiatrische Diagnose auf. Durchgehend kam es zu einer deutlichen Verbesserung (Fremdbeurteilung Hamilton Depressionsskala, Selbstbeurteilung Beck Depressionsinventar, CGI), wobei 92% der Patienten Psychopharmaka und 68% eine methodisch spezifische Psychotherapie erhielten.

Ziel dieses Pilotprojektes war es, die Umsetzbarkeit derartiger Untersuchungsansätze sowie die Verwendbarkeit der entsprechenden Meßinstrumente (Basisdokumentation, Hamilton Depressionsskala, Beck Depressionsinventar, Fragebogen zur Lebenszufriedenheit, u.ä.) im klinischen Alltag zu überprüfen.

Aufbauend auf diesem Pilotprojekt wurde dann ein Folgeprojekt „Qualitätssicherung der stationären Depressionsbehandlung in der klinischen Psychiatrie Baden-Württembergs" begonnen (Metzger et al. 2000), an welchem derzeit 22 Kliniken für Psychiatrie und Psychotherapie in Baden-Württemberg, inklusive einer externen bayerischen und einer sächsischen Klinik für Psychiatrie und Psychotherapie teilnehmen (Tabelle 5).

Tabelle 5. Qualitätssicherung der stationären Depressionsbehandlung (verglichene Kliniken 1999*)

Kliniken/Stichproben Fälle	n primäre	% Depression	Gesamt erfaßt
• Klinik für Psychiatrie und Psychotherapie, BKH Bayreuth	97	99	98
• Referenzkliniken (ohne obige)	850	92	926
• alle Kliniken	1718	91	1896

* Insgesamt 22 Kliniken, davon 4 Universitätskliniken, 6 Psychiatrische Abteilungen und 12 Fachkrankenhäuser

Dabei werden sämtliche Patienten mit einem „depressiven Syndrom", die innerhalb des definierten Untersuchungsjahres zur stationären Behandlung kamen, in die Studie aufgenommen. Die Daten werden vor Ort von einem Monitor, der ein Ratertraining hinter sich hat, gesammelt, gehen dann an die Landesärztekammer Stuttgart, die dortige Stelle für Qualitätssicherung, wo sie aufbereitet und dann anonymisiert den jeweiligen Kliniken als Einzeldarstellung in Gegenüberstellung zu Referenzkliniken gleichen Typs sowie der Gesamtgruppe zur Verfügung gestellt werden. Die Ergebnisse der teilnehmenden Klinken aus dem ersten Erhebungsjahrgang sind zwischenzeitlich durch Mitglieder eines von den beteiligten Klinken gewählten Expertenkreises gesichtet worden, wobei die so definierten „wichtigsten Indikatoren" anonymisiert vorlagen. Aufgabe einer derartigen Expertenkommission ist dabei nicht eine Wertung der Ergebnisse der einzelnen Kliniken für Psychiatrie und Psychotherapie, sondern „Auffälligkeiten", d. h. Abweichungen von den Referenzkliniken und von der Gesamtklinikgruppe zu kennzeichnen, ggf. zu kommentieren, wobei eine derartige Kommentierung prinzipiell keine Wertung sein darf, sondern Hinweise im Sinne einer „internen Qualitätssicherung" geben soll. Hierzu können auch hilfreich die im Rahmen der Qualitätssicherung erhobenen Personendaten sein, z. B. eine Altersverteilung der Patienten, eine Verteilung nach Schweregrad, die für sich primär keine Qualitätsaspekte berühren, aber unter Umständen zur Erklärung der Auffälligkeiten herangezogen werden können.

Als Beispiel wird aus der eigenen Klinik der Autoren das Stichwort „Verweildauer" diskutiert. Die „Verweildauer" eines Patienten wird als Indikator der Ergebnisqualität betrachtet. Die Verweildauer der einzelnen Klinik wird dabei mit der Verweildauer (Mittelwert, Median) in den Referenzkliniken und im Gesamtklinikpool verglichen, wobei es sich um eine Gegenüberstellung, nicht um einen statistischen Vergleich handelt. Da Mittelwerte sehr leicht durch einzelne extreme Werte verfälscht werden, werden auch die Mediane verwendet. Dabei ist völlig offen und auch kein Thema für die sog. Expertenkommission, ob bei der gegebenen Patientengruppe eine kürzere oder eine längere Verweildauer Ausdruck einer besseren Ergebnisqualität ist. Letztendlich, als allgemeine Anmerkung dazu, eignet sich die „Verweildauer" für die Beurteilung der Qualität der Behandlung eines Patienten und zu einer Aussage über die jeweilige Klinik überhaupt nicht. Verweildauern sind „künstliche Daten", die jeder Zeit durch alles mögliche modifizierbar sind, z. B. durch die Form der Datenerhebung, durch die Altersverteilung, durch die Häufigkeit von Problemen in der Therapie, durch das Vorhandensein eines psychosozialen Netzwerkes, durch das Vorhandensein einer Tagesklinik usw.

Die Verweildauer von n = 97 stationären depressiven Patienten in der eigenen Klinik der Autoren betrug im Mittelwert 71,5, im Median 59,0 Tage, bei einer Spannweite von 205,0 Tagen. Bei den Referenzkliniken betrugen die Werte im Mittel 61,5 Tage, im Median 50,0 Tage, die Spannweite bei 349,0 Tage; der Gesamtklinikpool mit 1714 Patienten wies einen Mittelwert von 61,4, einen Median von 50,0 und eine Spannweite von 349,0 Tagen auf. Die benannte Einzelklinik ist nun aufgerufen, im Sinne der „internen Qualitätssicherung" sich Gedanken über die Gründe für die abweichende Verweildauer zu machen, wobei auf die Struktur der Patienten, auf die Anzahl von einzelnen Patienten mit extrem langen oder extrem kurzen Verweildauern, auf die Ergebnisqualität in der Fremd- und Selbstbeurteilung u. a. zurückgegriffen werden kann.

Das erste Jahr dieses Qualitätssicherungsprojektes ist derzeit abgeschlossen. Wegen der Anonymität können weitere Daten hierzu nicht öffentlich vorgestellt und diskutiert werden.

Zusammenfassung

In der stationären Depressionsbehandlung hat es in den letzten Jahren verschiedene Einzel- und Pilotprojekte in Deutschland gegeben, von denen das Pilotprojekt mit 150 depressiven Patienten in vier psychiatrischen Einrichtungen in Baden-Württemberg 1995 sowie das angeschlossene Projekt zur Qualitätssicherung der stationären Depressionsbehandlung in Baden-Württemberg unter Einbeziehung je einer Klinik aus Bayern und Sachsen skizziert werden. Daneben wurden einige kritische Anmerkungen zur Qualitätssicherung gemacht, die Überlegungen zum Zwecke und zur Zielrichtung von Qualitätssicherung geben sollen.

Literatur

 1. Berger M, Gaebel W (1997) Qualitätssicherung in der Psychiatrie. Springer, Berlin Heidelberg New York
 2. Berger M, Vauth R (1995) Qualitätssicherung in der psychiatrisch-psychotherapeutischen Versorgung. Psycho 21:229–235
 3. Cording C (1999) Qualität in der Psychiatrie. Roderer, Regensburg
 4. Cording C, Gaebel W, Spengler A et al. (1995) Neue psychiatrische Basisdokumentation. Eine Empfehlung der DGPPN zur Qualitätssicherung im (teil-) stationären Bereich. Spectrum Psychiatrie, Psychotherapie, Nervenheilkunde 24:3–41
 5. Gaebel W (1995) Qualitätssicherung im psychiatrischen Krankenhaus. Springer, Wien New York
 6. Haug H-J, Stieglitz R-D (1995) Qualitätssicherung in der Psychiatrie. Enke, Stuttgart
 7. Heindl A, Wolfersdorf M (2000) Stationäre Depressionsbehandlung. Ergebnisse einer Untersuchung zur Qualitätssicherung. In: Eckert A, Wolfersdorf M (Hrsg) Forschung im psychiatrischen Krankenhaus. Roderer, Regensburg
 8. Jonitz G (2000) Kritische Anmerkungen zur Qualitätssicherung im Krankenhaus. Deutsches Ärzteblatt 97; 6:231–232
 9. Luithlen E (1997) Qualitätsmanagement. In: Münsterklinik-Zentrum für Psychiatrie Zwiefalten (Hrsg) 8. Tagung Psychiatrische Ethik am 11. Mai 1996 „Qualitätssicherung in der Psychiatrie". Verlag Psychiatrie und Geschichte, Zwiefalten, S 7–12
10. Metzger R und Arbeitsgruppe (2000) Qualitätssicherung der stationären Depressionsbehandlung in Baden-Württemberg, Landesärztekammer Stuttgart: Qualitätssicherung in der stationären Depressionsbehandlung in Baden-Württemberg. Besprechung der Expertenkommission zum 1. Erhebungsjahrgang 1998/99. Nicht veröffentlichtes Diskussionsmanuskript, Stuttgart
11. Münsterklinik-Zentrum für Psychiatrie Zwiefalten (1997) 8. Tagung Psychiatrische Ethik am 11. Mai 1996 „Qualitätssicherung in der Psychiatrie". Verlag Psychiatrie und Geschichte, Zwiefalten
12. Selbmann H-K (1995) Konzept und Definition von medizinischer Qualitätssicherung. In: Gaebel W (Hrsg) Qualitätssicherung im psychiatrischen Krankenhaus. Springer, Wien New York, S 3–10
13. Stieglitz R-D, Wolfersdorf M, Metzger R, et al. (1998) Stationäre Behandlung depressiver Patienten. Konzeptuelle Überlegungen und Ergebnisse eines Pilotprojektes zur Qualitätssicherung in Baden-Württemberg. Nervenarzt 6:59–65

14. Wolfersdorf M, Stieglitz R-D, Metzger R, et. al. (1997a) Modellprojekt zur Qualitätssicherung der klinischen Depressionsbehandlung. Erste Ergebnisse und Erfahrungen nach einem Pilotprojekt zur Prozess- und Ergebnisqualität der Behandlung depressiver Patienten in vier psychiatrischen Krankenhäusern Baden-Württembergs. In: Berger M, Gaebel W (Hrsg) Qualitätssicherung in der Psychiatrie. Springer, Berlin Heidelberg New York, S 67–86
15. Wolfersdorf M, Stieglitz R-D, Metzger R, et al. (1997b) Qualitätssicherung der stationären Depressionsbehandlung: Aspekte von Qualitätsmonitoring und externer Qualitätssicherung am Beispiel eines Pilotprojektes zur stationären Depressionsbehandlung. Psychiatrische Praxis 24:120–128

KAPITEL 6

Zur Lebenszufriedenheit bei stationären Depressiven

6

A. HEINDL, A. RUBEL und M. WOLFERSDORF

Einleitung

Die Lebensqualitäts-Forschung hat in den letzten Jahren vermehrt Eingang auch in die wissenschaftliche Diskussion innerhalb der Psychiatrie und Psychologie gefunden. Bei chronischen somatischen Erkrankungen hat sie bereits eine längere Tradition, in der klinischen Psychiatrie wurde die Erfassung von Lebensqualität vor allem im Rahmen der Auflösung der sog. Langzeitbereiche psychiatrischer Großkrankenhäuser (sog. Enthospitalisierung) und zur Behandlungsevaluation z.B. im Bereich von Heimeinrichtungen verwendet (z.B. Lauer 1993; Lauer und Mundt 1995; Lehmann 1993; Leimkühler 1995; Heindl 2000). Dabei besteht Einigkeit dahingehend, daß „Lebensqualität" insgesamt als ein multidimensionales Konstrukt verstanden werden soll (z.B. Angermeyer u. Kilian 1997; Katschnig u. Angermeyer 1997), in welches objektive und subjektive, kognitive und affektive Aspekte mit einbezogen werden müssen. Hier wird also zwischen objektiven Lebensbedingungen und subjektiv erlebter Lebenszufriedenheit als einem Teilbereich von Lebensqualität unterschieden (Lehmann 1993, 1997). Mayring (1989) unterschied vier Dimensionen des subjektiven Wohlbefindens, nämlich die Belastungsfreiheit im Sinne der Abwesenheit von subjektiven Belastungen, die Freuden im Sinne des Erlebens positiver Emotionen im Alltag, die Zufriedenheit als kognitive Komponente des Wohlbefindens, die sich aus der subjektiven Einschätzung der eigenen Lebensbedingungen ableite, und das Glück als eine langfristige positiv-emotionale Ausrichtung des Wohlbefindens, über den konkreten Augenblick hinausgehend. „Lebenszufriedenheit" kann also als derjenige Teilbereich der Lebensqualität angesehen werden, welcher die subjektive Sichtweise eines Menschen als Kriterium heranzieht, wie dies auch im englischen Begriff „subjective well being" ausgedrückt ist. Die Person vergleicht die von ihr wahrgenommene Situation (Ist-Zustand) mit ebenfalls sehr individuellen Standards (Soll-Zustand), die sie im Laufe ihrer Lebens- und Lerngeschichte für sich etabliert hat. Je nach Größe der wahrgenommenen Diskrepanz fällt dann die Bewertung als „zufrieden" oder „unzufrieden" aus. Das globale Konstrukt der Zufriedenheit kann in verschiedene Teilbereiche aufgespalten werden, wobei eine individuelle Gewichtung der Lebensbereiche durchaus unterschiedlich ausfallen kann. Ob ein Lebensbereich dem subjektiven Wohlbefinden zu- oder abträglich erscheint, hängt also auch davon ab, wie wichtig dieser Lebensbereich der jeweiligen Person ist. In Abbildung 1 wird dieser Prozeß (Heindl 2000) geschildert.

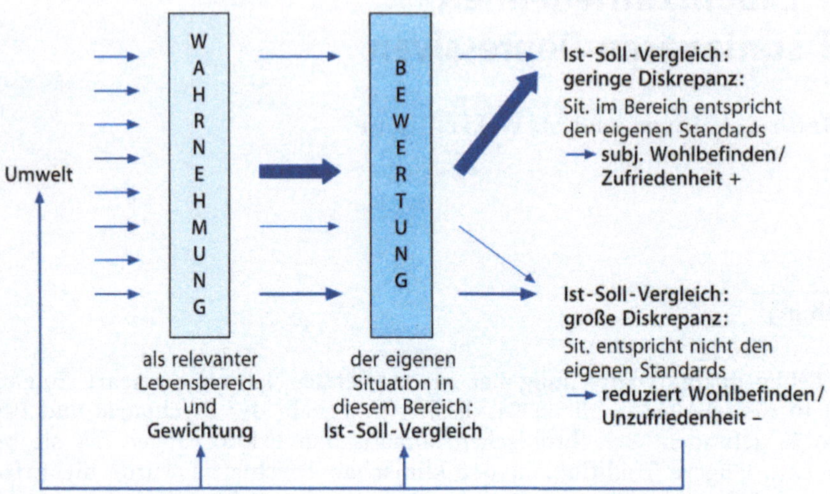

Abb. 1

Die in der Umwelt vorhandenen Reize aus verschiedenen Lebensbereichen (z. B. Wohnsituation, Partnerschaft, Familienverhältnisse, Verwandtschaft, Freundeskreis, Arbeitssituation, Freizeitgestaltung, Hobbies, etc.) werden wahrgenommen und als relevant oder weniger relevant eingeschätzt oder gar nicht wahrgenommen. Bereits hier unterscheiden sich Menschen deutlich, was von ihnen als wichtig und bedeutsam wahrgenommen und eingeschätzt wird, ja sogar dahingehend, welche Bereiche überhaupt wahrgenommen oder nicht beachtet werden (s. „Gewichtung der Lebensbereiche"). Wichtige Faktoren in diesem Prozeß sind die äußeren Gegebenheiten, in denen ein Individuum lebt, sowie intrapsychisch höchst unterschiedliche Normen, Erwartungen und Referenzen, worauf der Einzelne in seinem Leben und seiner momentanen Situation Wert legt. Diese Einstellungen und Grundhaltungen sind als Produkt der jeweiligen Lebens- und Lerngeschichte zu betrachten und sind somit nichts ein Leben lang gleichbleibendes, sondern ändern sich im Laufe der persönlichen Entwicklung durch neue Erfahrungen. Die als relevant wahrgenommenen Bereiche werden dann, ebenfalls anhand persönlicher Normen, einer Bewertung unterzogen: Inwiefern besteht zwischen dem wahrgenommenen Ist- und dem persönlich erwünschten oder erwarteten Soll-Zustand eine Diskrepanz? Decken sich beide Einschätzungen, so entspricht die wahrgenommene Situation in diesem Bereich den eigenen Erwartungen und Wünschen, trägt somit zum Wohlbefinden und zur Zufriedenheit in diesem Lebensbereich bei. Nimmt eine Person dagegen eine Diskrepanz wahr, so wird sie in diesem Bereich unzufrieden sein, was das Wohlbefinden reduzieren und zu verschieden gearteten Versuchen führen kann, diesem Zustand abzuhelfen. Einmal kann die Person versuchen, auf die äußere Umwelt direkt einzuwirken, also z.B. bei Unzufriedenheit mit der Einkommenssituation eine Gehaltserhöhung vom Arbeitgeber einzufordern zu versuchen. Wichtige Voraussetzung hierfür ist allerdings, daß die Person die Umwelt als grundsätzlich veränderbar und insbesondere von *ihr* veränderbar einschätzt, d. h. daß sie sich auch selbst das Verhalten zutraut, das zum Erreichen des Zieles nötig ist. Eine andere, nämlich eine intrapsychische Möglichkeit bestünde darin, die eigenen Einstellung bzgl. dieses Lebensbereiches zu verändern; z.B. den Bereich Freizeit als unwesentlich einzustufen, so daß ein Defizit nicht mehr als bedeutsam erlebt wird. Auch bei der Bewertung kann angesetzt werden: So können die eigenen Standards (Soll-Zustand) soweit gesenkt werden, bis sie mit der realen Situation besser übereinstimmen.

Bezüglich depressiv kranker Menschen bietet sich hier an, an adaptive Prozesse im kognitiven Bereich zu denken, an Trauerprozesse, die sich mit veränderten Zustandsbedingungen beschäftigen, an kognitive Einstellungen, wie sie in der kognitiven Theorie/Therapie der Depression (Beck 1997) geschildert wurden; an Hilflosigkeitskonzepte (Seligman 1995), die Aussagen über die eigene Unfähigkeit oder Fähigkeit, Umfeldvariablen zu verändern, machen. Sodann neigen Depressive, zumindest im depressiven Zustandsbild dazu, die eigenen Wünsche und Ziele zu vernachlässigen und unrealistisch niedrig zu stecken, bzw. derart zu überhöhen, daß sie mit Unfähigkeit, Unerreichbarkeit einhergehen. Auch die Einengung des Denkens steht bei depressiv kranken Menschen einer möglichen Umgewichtung bzw. einer größeren Beachtung anderer Lebensbereiche entgegen, denkt man an die Fokusierung auf das „Haar in der Suppe", also auf die negativsten Ausgangsformen, auf negative Erwartungen im Sinne der kognitiven Einengung des Denkens und der Wahrnehmung. Auch eine Antriebsminderung kann sich im Sinne der Bewertung von Möglichkeiten, Ist- oder auch Soll-Zustände zu verändern, negativ auswirken, denn Ich-Insuffizienz, also Kraftlosigkeit, Hilflosigkeit, Schwächegefühle, Antriebslosigkeit stehen der Umsetzung auf einer psychomotorisch-biologischen Ebene entgegen.

Ein Überblick über psychometrische Verfahren zur Messung von Lebenszufriedenheit nach Stieglitz und Haug (1995, ergänzt nach Heindl 2000) ist in der Tabelle 3 zu finden.

Zur Lebenszufriedenheit stationärer depressiver Patienten ausgewählte Ergebnisse

Im Rahmen von Qualitätssicherungsmaßnahmen bei stationären depressiven Patienten wurde auch die „Lebenszufriedenheit" bei Aufnahme und Entlassung erhoben. Weitere Instrumente der Gesamtuntersuchung waren eine modifizierte Fassung der Basisdokumentation der DGPPN (Cording et al. 1995), die Hamilton-Depressionsskala als Fremdbeurteilungsskala, sowie das Beck-Depressionsinventar als Selbstbeurteilungsskala für das Ausmaß der Depression, die Erfassung des Schweregrades nach CGI einschließlich der Zustandsänderung. Zur Erfassung der Lebenszufriedenheit wurde der „Fragebogen zur Lebenszufriedenheit (FLZ)" nach Fahrenberg et al. (1986), Henrich und Herschbach (1992), Herschbach und Henrich (1991), Huber et al. (1988) verwendet.

Tabelle 1. Lebenszufriedenheit I

Wie zufrieden sind Sie mit …	MW s	unzufrieden (1)	eher unzufrieden (2)	eher zufrieden (3)	ziemlich zufrieden (4)	sehr zufrieden (5)
Freunden/Bekannten (MD = 21)	3,5 1,1	5 5%	17 16%	22 21%	45 42%	17 16%
Freizeitgestaltung/Hobbies (MD = 21)	3,0 1,0	5 5%	29 27%	37 35%	27 25%	8 8%
Gesundheit (MD = 21)	3,1 1,1	8 8%	23 22%	34 32%	31 29%	10 9%
Einkommen/finanzielle Sicherheit (MD = 22)	3,4 1,1	7 7%	12 11%	29 28%	45 43%	12 11%
Beruf/Arbeit (MD = 25)	3,0 1,1	11 11%	24 24%	33 32%	24 24%	10 10%
Wohnsituation (MD = 22)	3,7 1,0	3 3%	8 8%	33 31%	37 35%	24 23%
Familienleben/Kinder (MD = 25)	3,7 1,1	7 7%	8 8%	17 17%	45 44%	25 25%
Partnerschaft/Sexualität (MD = 28)	3,3 1,2	7 7%	24 24%	20 20%	29 29%	19 19%
Leben insgesamt	3,2 0,9	3 3%	18 18%	38 37%	38 37%	5 5%

Tabelle 2. Lebenszufriedenheit II

Wie zufrieden sind Sie mit Ihrer/Ihrem …	MW s	unzufrieden (1)	eher unzufrieden (2)	eher zufrieden (3)	ziemlich zufrieden (4)	sehr zufrieden (5)
Körperlichen Leistungsfähigkeit (MD=19)	3,1 1,1	9 8%	25 23%	31 29%	34 31%	9 8%
Entspannungsfähigkeit/Ausgeglichenheit (MD=20)	2,8 1,0	12 11%	27 25%	40 37%	26 24%	2 2%
Energie und Lebensfreude (MD=19)	2,9 1,0	8 7%	31 29%	36 33%	28 26%	5 5%
Fortbewegungsfähigkeit (z. B. gehen, Auto fahren (MD=19))	3,6 1,0	2 2%	11 10%	37 34%	38 35%	20 19%
Seh- und Hörvermögen (MD=19)	3,8 1,1	4 4%	10 9%	19 18%	46 43%	29 27%
Ausmaß von Angst (MD=20)	3,0 1,1	11 10%	26 24%	33 31%	27 25%	10 9%
Ausmaß von Beschwerden und Schmerzen (MD=19)	3,4 1,1	6 6%	16 15%	33 31%	40 37%	13 12%
Unabhängigkeit von Hilfe/Pflege (MD=20)	3,6 1,0	3 3%	10 9%	29 27%	45 42%	20 19%

Tabelle 3. Überblick über psychometrische Verfahren zur Messung der Lebenszufriedenheit (nach Stieglitz, 1995, Ergänzungen (*) von den Verfassern)

Instrument	Verfasser	Itemzahl	Dauer (in min)	Psychometrische Qualität	
				Rel.	Val.
Community Adjustment Form (CAF)	Stein u. Test (1980)	140	45	?	?
Quality of Life Checklist (QoLC)	Malm et al. (1981)	93	70	?	?
Satisfaction of Life Domains Scale (SLDS)	Baker u. Intagliata (1981)	15	10	?	?
Oregon Quality of Life Questionnaire (OQoLQ)	Bigelow et al. (1982)	246	<90	+	+
Quality of Life Questionnaire (QoLQ)	Bigelow et al. (1991)	63	<90	+	+
Quality of Life Interview (QoLI)	Lehmann et al. (1982 ff)	143	45	+	+
Quality of Life Scale (QoLS)	Heinrichs et al. (1984)	21	45	+	?
Quality of Life Self-report (QLS-100)	Skantze et al. (1990ff)	100	60	+	+
Quality of Life Interview (QLS-I)					
Berliner Erlebnisqualitätsprofil (BeLP)	Priebe u. Hoffmann (1993); Priebe et al. (1995)	66	30–35	?	?
Social Interview Schedule (SIS)	Clare u. Cairns (1978)	48	40	+	+
Fragebogen zu Lebenszielen und zur Lebenszufriedenheit (FLL) (*)[1]	Kraak u. Nord-Rüdiger (1989)	113	18–36 (Kurzform) 50–90 (Langform)	+	+
Fragebogen zur Lebenszufriedenheit (FLZ) (*)	Fahrenberg, Myrtek; Wilk u. Kreutel (1986)	56	keine Angaben	+	+
Fragen zur Lebenszufriedenheit (FLZ)[2] (*)	Herschbach u. Henrich (1991)	17 bzw. 33	ca. 10	Keine Angaben	+

[1] Quelle: Brickenkamp (1997)
[2] Quelle: CD-ROM PSYNDEXplus-Tests 1945–1999/12
? = unklar bzw. noch nicht abschließend zu beantworten, + = gut

Der FLZ ist ein Selbstbeurteilungsfragebogen, der die Zufriedenheit in verschiedenen Teilaspekten des Lebens, bezogen auf die letzten 4 Wochen, erfaßt. Die erfragten Lebensbereiche, z.B. Gesundheit oder körperliche Leistungsfähigkeit, werden hinsichtlich ihrer subjektiven Wichtigkeit (von 1 = nicht wichtig, bis 5 = extrem wichtig) erfragt, danach wird die Zufriedenheit (von 1 = unzufrieden, bis 5 = sehr zufrieden) erfasst. Der Fragebogen gliedert sich in einen allgemeinen Teil zu Bereichen wie Freunde/Bekannte, Freizeitgestaltung/Hobbies, Gesundheit, Einkommen/finanzielle Sicherheit, Beruf/Arbeit, usw. sowie einen „Gesundheitsteil", in welchem somatische Aspekte wie Ausmaß von Beschwerden und Schmerzen, Unabhängigkeit von Hilfe/Pflege, körperliche Leistungsfähigkeit, Energie und Lebensfreude, usw. abgefragt werden. Ergebnisse zu dieser Untersuchung wurden (Heindl 1998, 2000; Rubel 1999) bereits vorgelegt. An dieser Stelle soll nur ein Teilaspekt geschildert werden.

Bei 127 stationären depressiven Patienten (81 Frauen, 46 Männer, mittleres Alter, 46,7 Jahren, diagnostisch ICD-9: 300.4, 296.1) wurde zum Zeitpunkt der Entlassung auch die Lebenszufriedenheit mit dem FLZ erhoben. Die Ergebnisse der „subjektiven Zufriedenheit" mit dem allgemeinen Lebensbereich sowie mit der Gesundheit (Lebensbereich II) ist in Tabelle 1 und 2 zusammengefaßt. Eher zufrieden bis sehr zufrieden mit ihrem Leben sind insgesamt 79% der Befragten; der Mittelwert der Zufriedenheitswerte liegt bei 3,2. Nur wenige Patienten kreuzen extreme Werte (unzufrieden) an. Auch die Werte zur Zufriedenheit mit der eigenen Gesundheit (Lebenszufriedenheit II) liegen zwischen 2,8 und 3,8. Auch hier kommen extreme Einschätzungen (unzufrieden) nur selten (2–10%) vor.

Zusammenfassung

Zur Lebenszufriedenheit depressiv kranker Menschen gibt es wenig Untersuchungen. Dabei können trotz kritischer Diskussion Erhebungen zur Lebenszufriedenheit auch die sonstigen Verfahren der Therapieevaluation ergänzen. Ergebnisse aus einigen eigenen Untersuchungen sind dargestellt.

Literatur

Angermeyer MC, Kilian, RP (1997) Theoretical models of quality of life in mental disorders. In: Katschnig H (ed): Quality of life in mental disorders. Wiley & Sons, Chichester New York Weinheim, pp 19–30

Beck AT (1997) Depression: Clinical experimental and theoretical aspects. Harper & Row, New York

Cording C (1995) Basisdokumentation und Ergebnisqualität. In: Gaebel W (Hrsg) Qualitätssicherung im psychiatrischen Krankenhaus. Springer, Berlin Heidelberg New York, S 173–181

Fahrenberg J, Myrtek M, Wilk D (1986) Multimortale Erfassung der Lebenszufriedenheit: Eine Untersuchung an Herz-Kreislauf-Patienten. Psychotherapie und Medizinische Psychologie 36):347–356

Heindl A (1998) Die stationäre Behandlung von Depressionen. Ergebnisse einer Qualitätssicherungsuntersuchung an zwei Einrichtungen. Diplomarbeit im Studiengang Psychologie, Universität Bamberg, Bamberg

Heindl A (2000) Depression und Lebenszufriedenheit. In: M Wolfersdorf (Hrsg) Management of depression. Letter 12. RPR, München Frankfurt am Main, S 5–7

Herschbach P, Henrich G (1991) Der Fragebogen als methodischer Zugang zur Erfassung von „Lebensqualität" in der Onkologie. In: Schwartz R (Hrsg) Lebensqualität in der Onkologie. Schwerdt, München, S 34–46

Huber D, Henrich G, Herschbach G (1988) Measuring the quality of life. Pharmacopsychiatry 21:453–455

Katschnig H, Angermeyer M (1997) Quality of life in depression. In: Katschnig H (ed) Quality of life in mental disorders. Wiley, Chichester

Lauer G (1993) Ergebnisse der Lebensqualitätsforschung bei chronisch psychisch Kranken. Psychiatrische Praxis 20:88–90

Lauer G, Mundt CH (1995) Lebensqualität und Qualitätssicherung. In: Haug HJ, Stieglitz RD (Hrsg) Qualitätssicherung in der Psychiatrie. Enke, Stuttgart S 184–190

Lehmann AF (1993) The well-being of chronic mental patients. Assessing their quality of life. Arch Gen Psychiatry 40:369–373

Lehmann AF (1997) Instruments for measuring quality of life in mental illnesses. In: Katschnig H (ed) Quality of life in mental disorders. Wiley & Sons, Chichester New York Weinheim, pp 79–94

Leimkühler AM (1995) Die Qualität klinischer Versorgung im Urteil der Patienten. In: Gaebel W (Hrsg) Qualitätssicherung im psychiatrischen Krankenhaus. Springer, Wien New York, S 163–172

Mayring P (1989) Glück und Wohlbefinden im Alter. Augsburger Berichte zur Entwicklungspsychologie und Pädagogische Psychologie, Nr. 41. Forschungsstelle für Pädagogische Psychologie und Entwicklungspsychologie, Augsburg

Rubel A (1999) Lebens- und Behandlungszufriedenheit bei stationären depressiven und schizophrenen Patienten. Med Diss, Medizinische Fakultät der Universität Ulm, Ulm

Seligman MEP (1995) Helplessness. Freeman, San Francisco

Stieglitz RD, Haug HJ (1995) Therapiezielbestimmung und -evaluation als Mittel zur Qualitätssicherung. In: Haug HJ, Stieglitz RD (Hrsg) Qualitätssicherung in der Psychiatrie. Enke, Stuttgart, S 191–199

Interaktionen von somatischer Erkrankung und psychiatrischer Behandlung in der stationären Versorgung

A. DIEFENBACHER

Einleitung

Somatische Erkrankungen und Depressionen treten häufig gemeinsam auf. Etwa 15% aller depressiven Episoden sind in Zusammenhang mit einer körperlichen Erkrankung zu sehen, bei bestimmten körperlichen Erkrankungen wie Krebs, Herzinfarkt oder Schlaganfall ist dieser Anteil noch höher, wobei allerdings starke Schwankungen zwischen 5–65% der an diesen körperlichen Erkrankungen leidenden Patienten angegeben werden (z.B. APM 1997). Epidemiologische Studien bei Allgemeinkrankenhauspatienten zeigen, daß depressive Störungen neben organischen Psychosyndromen am häufigsten bei körperlich kranken Patienten diagnostiziert werden (Arolt 1997). Aber auch bei Patienten, die primär in psychiatrischen Abteilungen oder Krankenhäusern behandelt werden, sind depressive Störungen ebenfalls häufig von somatischen Erkrankungen begleitet. Dies beschränkt sich nicht auf gerontopsychiatrische Patienten und Patienten mit Erkrankungen durch Alkohol oder Drogen, sondern trifft auch für andere Gruppen primär psychisch Kranker zu (Hewer u. Lederbogen 1998).

Die Bedeutung somatopsychischer Komorbidität liegt darin, daß solche Patienten kompliziertere Krankheitsverläufe aufweisen mit häufigeren Arztbesuchen im ambulanten Bereich, häufigeren Wiederaufnahmen in eine stationäre Behandlung und längeren Krankenhausverweildauern als jene Patienten, die lediglich entweder an einer somatischen oder an einer psychischen Erkrankung leiden (APM 1997). Wenn die Schwere der körperlichen Erkrankung kontrolliert wird, dann sind die Krankenhausliegedauern für primär körperlich kranke Patienten, die auf somatischen Abteilungen eines Allgemeinkrankenhauses behandelt werden und depressiv sind, länger als die Liegedauern jener Patienten, die nur körperlich krank sind. Gleiches gilt aber auch für depressive Patienten, die primär wegen einer Depression in psychiatrischen Einrichtungen behandelt werden, zusätzlich aber an einer körperlichen Erkrankung leiden (Schubert et al. 1995).

Die Interaktionen von körperlichen und psychischen Erkrankungen sind vielfältig. So kann ein passiver Lebensstil Bewegungsmangel und Überernährung begünstigen, in deren Folge sich ein Diabetes mellitus entwickelt, der nach langjährigem Bestehen zum Auftreten einer Depression und eines cerebralen Gefäßprozesses beiträgt. Die Depression hat eine Vernachlässigung diätetischer Regeln und medizinischer Verordnungen zur Folge, die zur Dekompensation des Diabetes und im Zusammenhang damit, zu einem Hirninfarkt führt und infolgedessen eine Demenz mit Pflegebedürftigkeit verbleibt (Häfner u. Bickel 1989).

Diesem Beispiel läßt sich u.a. die Bedeutung von – im weitesten Sinne – diätetischen Maßnahmen entnehmen, die im Rahmen des Gesamtbehandlungsplans einer körperlichen Erkrankung unterschiedliche Behandlungsstrategien berücksichtigen müssen; wozu physiotherapeutische Maßnahmen, aber eben auch psychotherapeutische (verhaltensmedizinische) und nicht zuletzt psychopharmakotherapeutische antidepressive Strategien gehören können.

Obwohl psychosoziale und psychopharmakotherapeutische Interventionen bei somatopsychisch kranken Patienten erfolgreich sein können (z.B. Paykel 1995), ist bekannt, daß körperlich kranke Patienten, die depressiv sind, hinsichtlich ihrer depressiven Erkrankung nicht hinreichend behandelt werden (vgl. den Beitrag von Stoppe in diesem Band). Vor diesem Hintergrund werden im folgenden einige Aspekte zur Behandlungsqualität bei körperlich kranken depressiven Patienten diskutiert. Dabei wird der Konsiliar-Liaison-Tätigkeit des Psychiaters auf den somatischen Stationen des Allgemeinkrankenhauses besonderes Augenmerk geschenkt, da hier eine Möglichkeit gegeben ist, somatische Ärzte, insbesondere Internisten und Allgemeinmediziner, mit dem Gebrauchswert psychiatrisch-psychotherapeutischer Behandlungsstrategien für die von ihnen zu versorgende Klientel vertraut zu machen und die hier immer noch bestehenden Vorurteile, bzw. Unkenntnis gegenüber modernen psychiatrisch-psychotherapeutischen Verfahren abzubauen.

Die Diagnose von depressiven Störungen bei körperlich kranken Patienten

Als „depressive Störungen" werden meistens, wenn die ICD-10 benutzt wird, die Störungsgruppen F32 (depressive Episode), F33 (rezidivierende depressive Episode), F34 (anhaltende affektive Störung) sowie F43.20 und F43.21 (kurz dauernde bzw. länger dauernde depressive Reaktion) zusammengefaßt. Die Schwierigkeiten der modernen operationalisierten diagnostischen Systeme (ICD-10, DSM III R und DSM IV) im somatomedizinischen Setting eine Depression zu diagnostizieren, werden in der konsiliarpsychiatrischen Literatur intensiv diskutiert (Malt et al. 1996; Cassem u. Bernstein 1997).

Es gibt vier unterschiedliche Ansätze in der konsiliarpsychiatrischen Literatur, das Problem der Diagnosestellung einer Depression bei körperlich kranken Patienten anzugehen, die im folgenden beispielhaft genannt werden: Der *inklusive Ansatz* wertet alle vorliegenden Symptome, ungeachtet, ob sie möglicherweise durch die körperliche Erkrankung mit bedingt sein könnten. Beim *exklusiven* Ansatz werden Kriterien wie Erschöpfung und Appetitlosigkeit z.B. bei Krebspatienten nicht gewertet. Beim *substitutiven* Ansatz werden dagegen einzelne diagnostische Kriterien modifiziert oder durch andere ersetzt, wie z.B. die vegetativen Symptome Erschöpfung und Appetitlosigkeit durch kognitive Symptome wie Grübeln und Entscheidungsunfähigkeit. Beim *ätiologischen* Ansatz werden hingegen Symptome, die eindeutig durch die körperliche Grunderkrankung oder deren Behandlung verursacht werden, nicht gewertet. Es wird vorgeschlagen, daß im klinischen Alltag eher ein inklusiver Ansatz (mit einer hohen Sensitivität, aber geringen Spezifität), für

Forschungsfragen dagegen eher der exklusive Ansatz (geringere Sensitivität, hohe Spezifität) zum Einsatz kommen sollte (vgl. Saupe u. Diefenbacher 1998; Newport u. Nemeroff 1998). Der mancherorts häufige Gebrauch der Kategorie einer „Anpassungsstörung mit depressiven Symptomen" ist umstritten. In der konsiliarpsychiatrischen Literatur gibt es eine starke Tendenz, diese Diagnose bei körperlich kranken Patienten aufzugeben und, vor dem Hintergrund eines Kontinuitätsmodells depressiver Störungen, lediglich Unterschiede in der quantitativen Ausprägung depressiver Syndrome zu beschreiben (Cassem u. Steinberg 1997).

Verlauf depressiver Störungen bei körperlichen Erkrankungen

Selten untersucht wurde der natürliche Verlauf depressiver Störungen bei körperlichen Erkrankungen (Kathol u. Wenzel 1992). Pointiert lassen sich die Ergebnisse der wenigen vorliegenden Studien wie folgt zusammenfassen: Die Häufigkeit, auch schwerer depressiver Störungen bei körperlich kranken Patienten wird möglicherweise überschätzt, weil deren natürlicher Verlauf nicht adäquat berücksichtigt wird. Bei einem Großteil initial depressiver körperlich kranker Patienten kommt es im Verlauf der medizinischen Behandlung, z. T. innerhalb kürzester Zeit, zu einer deutlichen Besserung der Depression.

Allerdings zeigte sich in der Studie von Kathol und Wenzel (1992) aber auch, daß am Ende einer ca. zweiwöchigen Krankenhausbehandlung 28% der initial als depressiv eingestuften Patienten noch depressiv waren, was einem Anteil von immerhin 9% aller untersuchten Patienten entsprach. Weiterführende Studien nach Entlassung aus der stationären Behandlung (z. B. über 4 Monate bei Mayou et al. 1991, prospektives Studiendesign) belegen überdies ein Persistieren beeinträchtigender emotionaler Symptome, die im Bereich sog. unterschwelliger Störungen lagen. Dies war verbunden mit einer erhöhten Inanspruchnahme medizinischer Leistungen und sozialer Funktionseinbußen. Sehr wohl kann also aus psychiatrischer Sicht argumentiert werden: Auch wenn ein Großteil der im Kontext einer somatischen Erkrankung auftretenden depressiven Störungen remittiert, ein signifikanter Anteil bleibt bestehen und zeigt keine Spontanremission, auch mehrere Monate nach Entlassung aus der stationären (somatischen) Behandlung.

Aus der Studie von Kathol und Wenzel (1992) ließe sich überdies die Vermutung formulieren, daß depressive Symptome, die sich in Zusammenhang mit einer körperlichen Erkrankung entwickelt haben, häufig innerhalb weniger Tage nach der Krankenhausaufnahme zur Behandlung dieser Erkrankung remittieren. Sicherlich unterscheiden sich die natürlichen Verläufe depressiver Syndrome in unterschiedlichen Patientengruppen und sind bei akuten Erkrankungen, wie z. B. Myokardinfarkten, anderes als bei chronischen Erkrankungen wie z. B. Krebserkrankungen (Newport u. Nemeroff 1998). Für die Kooperation mit den somatischen Ärzten könnte aber eine verstärkte Berücksichtigung des *Verlaufs der depressiven Symptomatik* unter dem Gesichtspunkt einer funktionellen Beeinträchtigung von Patienten plausibler sein, als der platte und eher zur wechselseitigen Entfremdung beitragende Vorwurf des Nicht-Richtig-Diagnostizieren-Könnens, insbesondere wenn dabei auf eine – durch die depressive Verstimmung mitbedingte – mögliche Beeinträchtigung der Kooperationsfähigkeit der Patienten bei der Durchführung rehabilitativer Maßnahmen geachtet wird (House 1988). Es könnte also der somatische Kollege folgendermaßen beraten werden: „Wenn Ihr Patient jetzt, einige Tage nach Beginn Ihrer Behandlung, immer noch ausgesprochen weinerlich, niedergeschlagen, hoffnungslos etc. ist und nicht in dem Maße an medizinischen diagnostischen Maßnahmen oder therapeutischen Programmen teilnimmt, *wie Sie dies für die Mehrzahl der Mitpatienten üblicherweise erwarten*, dann könnte dies dafür sprechen, daß es sich nun tatsächlich um eine depressive Störung handelt, die möglicherweise sogar zur Persistenz neigen wird". Erst jetzt würde die Stellung der Diagnose einer Depression für den somatischen Arzt handlungsrelevant und zur Implementation psychiatrisch-psychotherapeutischer Strategien führen, mit dem Hinweis, daß hierdurch auch bessere somatische Behandlungserfolge erzielt werden können (Cassem und Bernstein 1997).

Psychopharmakologische Behandlung depressiver Störungen bei körperlich kranken Patienten

In einer kürzlich vorgelegten Übersicht in der Reihe „Evidence and Experience in Psychiatry" der World Psychiatric Association finden sich hierzu, abgesehen von einem kleinem Abschnitt, in dem auf wenige Studien im ambulanten Bereich hingewiesen wird (Bech 1999, S. 108), keine Angaben. Dies unterstreicht den Mangel an Studien über den Einsatz von Antidepressiva bei Patienten mit somatopsychischer Komorbidität bzw. mit den, in dieser Klientel häufigen, subsyndromalen Formen einer Depression. Anders als Anfang der 90er Jahre, wo einige Studien zwar den Nutzen von Nortriptylin bei depressiven Schlaganfallpatienten bzw. bei Patienten nach Herztransplantation nachgewiesen hatten, gleichzeitig aber in anderen Studien die Vermutung geäußert wurde, daß eine komorbide körperliche Erkrankung die Response auf eine antidepressive Medikation grundsätzlich deutlich verringere (z. B. Popkin et al. 1985), so läßt sich heute folgendes feststellen:

1. Auf der Basis einer kürzlich vorgelegten Cochrane Review (Gill u. Hatcher 1999) kann gesagt werden, daß Antidepressiva auch bei somatopsychischer Komorbidität gegenüber Placebo überlegen sind.
2. Der bisher einzige direkte Vergleich eines bei depressiven körperlich kranken Patienten wirksamen TZA (Nortriptylin) mit einem SSRI (Paroxetin) bei Patienten mit koronarer Herzerkrankung zeigt, daß beide Substanzen vergleichbar antidepressiv wirksam sind, mit einem leichten Vorteil für den SSRI hinsichtlich des Nebenwirkungsprofils: 10 Patienten der Nortriptylin-Gruppe mußten diese Medikation wegen UAW absetzten (davon 7 wegen kardiologischer Probleme), wogegen dies nur für 2 Patienten der Paroxetin-Gruppe zutraf (einer davon wegen eines kardiologischen Problems; Roose et al. 1998).

Für die große Gruppe der Schlaganfallpatienten fassen Müller und Förstl (1999) zusammen, daß auf der Grundlage von doppelt-blinden placebo-kontrollierten Studien gesagt werden kann, daß SSRIs generell und, da anhand einer größeren Patientengruppe untersucht, Citalopram bei depressiven Schlaganfallpatienten als Mittel der ersten Wahl empfohlen werden kann.

Arzneimittelsicherheit, Qualitätssicherung und Leitlinien in der Konsiliarpsychiatrie

War es bis vor wenigen Jahren insbesondere im deutschsprachigen Raum mühsam, Informationen über Wechselwirkungen von Psychopharmaka mit anderen Medikamentengruppen bei somatisch kranken Patienten mit eingeschränkten körperlichen Funktionen, z.B. Nieren- und Leberschäden, zu erhalten, so hat sich dies erfreulicherweise in den letzten Jahren gewandelt. Es gibt mittlerweile eine leicht zugängliche Spezialliteratur, die dem konsiliarisch tätigen Psychiater, aber auch dem nichtpsychiatrischen Arzt, die Möglichkeit gibt, sich über Besonderheiten des Einsatzes von Psychopharmaka und insbesondere von Antidepressiva bei körperlich kranken Patienten zu informieren (z.B. Kapfhammer 1999). Vor diesem Hintergrund darf gefordert werden, daß – bei ansonsten gegebener Indikation – der Verzicht auf den Einsatz eines Antidepressivums alleine wegen des Vorliegens einer körperlichen Erkrankung oder wegen möglicher Interaktionen mit anderen Medikamenten als nicht akzeptabel anzusehen ist.

Detailliert wird dies in den vom Royal College of Psychiatrists und Royal College of Physicians (1995) gemeinsam erarbeiteten britischen Leitlinien zur psychiatrisch-psychotherapeutischen Betreuung somatopsychisch kranker Patienten im Allgemeinkrankenhaus aufgegriffen, die zur Behandlung von depressiven Störungen bei körperlichen Grunderkrankungen Stellung nehmen: *„Wenn eine Depression (bei einer körperlichen Erkrankung) auf dem Niveau einer depressiven Störung persistiert, dann ist eine antidepressive Medikation indiziert, ungeachtet der Ursache der depressiven Störung".* Explizit wird festgehalten, daß der Hauptnutzen von Antidepressiva bei depressiven körperlich Kranken in einer Verdopplung der Remissionsrate von 30 auf 65% der depressiven Störungen liegt, häufig begleitet mit einer Verbesserung der körperlichen Funktionsfähigkeit. In einem Appendix werden auf Grund der Nebenwirkungsprofile differentialtherapeutische Vorschläge gemacht und darauf hingewiesen, daß ältere Patienten bei Einsatz von SSRI ein geringeres Risiko im Vergleich zu TZA hinsichtlich des Auftretens von Verwirrtheitszuständen oder kardiologischen Problemen aufweisen. Unter detailliertem Bezug auf die unterschiedlichen Rezeptoraffinitäten der verschiedenen Antidepressiva soll, die Leitlinien sind auch für den Gebrauch durch nichtpsychiatrische Krankenhausärzte gedacht, ein Verständnis für unterschiedliche Nebenwirkungsprofile erzeugt werden.

Die amerikanische Konsiliarpsychiatrie bezieht sich dem gegenüber (Kathol et al. 1994) wesentlich auf die für den Hausarztbereich erarbeiteten Leitlinien der Agency for Health Care Policy and Research (AHCPR; Depression Panel Guideline 1993). Wie in den englischen Leitlinien wird auch hier aufgeführt, daß, wenn nach der (vorrangigen) Optimierung der Behandlung einer somatischen Störung, eine gleichzeitig vorliegende Depression persistiert, diese gezielt zu behandeln sei. Führt die Optimierung der somatischen Behandlung nicht zu einer ausreichend erfolgreichen Beeinflussung der depressiven Verstimmung, dann wird die Indikation für eine antidepressive (pharmakotherapeutische und/oder psychotherapeutische) Behandlung gesehen. Da die AHCPR-Leitlinien vom amerikanischen National Committee on Quality Assurance, welche 60% der Managed Care Organisationen mit 85% der Versicherten in den USA überwacht, in ihre Qualitätssicherungsstandards aufgenommen wurden (Alter 1999), ist dieser Algorithmus keineswegs trivial.

Zusammenfassung und Ausblick

1. Es kann festgehalten werden, daß eine antidepressive Medikation bei der Mehrzahl somatopsychisch kranker Patienten effektiv ist und üblicherweise gut toleriert wird. Trotz ihrer höheren Kosten sollten die neueren Antidepressiva bei Patienten mit z. B. kardiovaskulären Störungen oder Glaukom oder Prostatahypertrophie, bei denen TZAs kontraindiziert sind, vorgezogen werden. Der Einsatz von Antidepressiva bei Patienten mit somatopsychischer Komorbidität sollte allerdings vermehrt untersucht werden, wobei auch ihr Einsatz bei minor Depression, Dysthymie bzw. Anpassungsstörungen mit depressiver Symptomatik stärker beachtet werden sollte. Um eine größere Akzeptanz solcher Behandlungsansätze bei Patienten und nichtpsychiatrischen Ärzten zu erzielen, müssen solche Studien Veränderungen in der sozialen und körperlichen Funktionsfähigkeit der Patienten zu demonstrieren versuchen. Angesichts des häufigen Einsatzes von Psychopharmaka durch nichtpsychiatrische Ärzte im allgemeinmedizinischen Setting sollte überlegt werden, inwieweit das AMSP-Projekt (Arzneimittelsicherheit in der Psychiatrie, Grohmann et al. 1999) in einzelnen Zentren mit gut verankerten Konsiliar-Liaisondiensten auch auf somatische Stationen ausgeweitet werden kann.
2. Die Vermittlung psychiatrisch-psychotherapeutischen Wissens insbesondere an Hausärzten und Internisten muß durch Psychiater erfolgen, die ausreichende praktische Erfahrungen im Umgang mit somatopsychisch kranken Patienten erlernt haben. Dies ist zwar in einem gewissen Rahmen innerhalb psychiatrischer Einrichtungen in der Betreuung von gerontopsychiatrischen Patienten oder Patienten mit Störungen durch psychotrope Substanzen möglich, kann aber eine konsiliarpsychiatrische Tätigkeit auf somatischen Stationen angesichts anderer Problemstellungen und im Hinblick auf die zu erlernende Kooperation mit nichtpsychiatrischen Ärzten nicht ersetzen. Es ist daher zu überlegen, inwieweit eine Rotation in ein konsiliarpsychiatrisches Setting am Ende der Facharztweiterbildung für Psychiatrie und Psychotherapie, z. B. anläßlich des Einsatzes in einer Poliklinik oder Institutsambulanz unter fachärztlicher Supervision, durchführbar ist. Ein Curriculum für den Erwerb von Kenntnissen und Fertigkeiten in diesem Bereich wurde kürzlich vorgelegt (Niklewski et al. 1999).
3. Assistenzärzten in der Weiterbildung zum Internisten oder Allgemeinmediziner, aber auch Medizinstudenten sollte die Möglichkeit geboten werden, Rotationen oder Famulaturen in konsiliarpsychiatrischen Diensten abzuleisten. Solche Modelle, die in Deutschland eher nur selten im Rahmen psy-

chosomatischer Dienste ausprobiert wurden, sind seit Jahrzehnten in den USA üblich. Die Evaluation solcher Projekte scheint dafür zu sprechen, daß sie zu einem verbesserten Umgang nichtpsychiatrischer Ärzte mit psychisch kranken Patienten führen. Die Erfahrung aus dem eigenen Studentenunterricht zeigt, daß – insbesondere bei eher psychiatrieskeptisch eingestellten Gruppen – ein Zugang über konsiliarpsychiatrische Fragestellungen den Gebrauchswert der Psychiatrie verdeutlichen kann und den musealen Charakter von immer noch meinungsbildenden Filmen wie „Einer flog über das Kuckucksnest" auf diesem Wege verdeutlichen kann. Durch gezielte Aufforderung kann es gelingen, Studenten zu motivieren, ihr Praktisches Jahr auf der psychiatrischen Abteilung abzuleisten. Von 3 Monaten ist der PJ-Student dabei mindestens 6 Wochen auf einer allgemeinpsychiatrischen Station, für die anderen 6 Wochen kann er sich ggf. wahlweise für eine gerontopsychiatrische oder Suchtstation entscheiden. Dies könnte eine leicht praktikable Frühform interdisziplinärer Qualitätszirkel darstellen (Walton 1999).

Literatur

Alter C (1999) New NCQA Standards: An Opportunity to Lead. Newsletter of the Academy of Psychosomatic Medicine, January 1999, Special Report

APM, Academy of Psychosomatic Medicine (1997) Mental disorders in general medical practice – adding value to healthcare through consultation-liaison psychiatry. Kendall/Hunt, Dubuque/IA

Arolt V (1997) Psychische Störungen bei Krankenhauspatienten – Eine epidemiologische Untersuchung zu Diagnostik, Prävalenz und Behandlungsbedarf psychiatrischer Morbidität bei internistischen und chirurgischen Patienten. Springer, Berlin Heidelberg New York

Bech P (1999) Pharmacological treatment of depressive disorders: A review. In: Maj M, Sartorius N (eds) Depressive Disorders. Vol. 1. Wiley, Chichester New York, pp 89–127

Cassem NH, Bernstein JG (1997) Depressed patients. In: Cassem NH (ed) Massachusetts General Hospital Handbook of General Hospital Psychiatry. 4th edition. Mosby, St. Louis, MO, pp 35–68

Depression Guideline Panel (1993) Depression in primary care: volume 1. Detection and diagnosis. Clinical Practice Guideline, No.5. Rockville, MD. U.S. Dept. Of Health and Human Services, Public Health Service, Agency for Health Care Policy and Research. AHCPR Publication No 93-0550

Gill D, Hatcher S (1999) Antidepressant drugs in depressed patients who also have a physical illness (Cochrane Review). The Cochrane Library, Issue 2. Update Software: Oxford (Abstract under www.cochrane.org/cochrane/revabstr/ab001312.htm)

Grohmann R, Rüther E, Engel RR, Hippius H (1999) Assessment of adverse drug reactions in psychiatric inpatients with the AMSP Drug Safety Program: Methods and first results for tricyclic antidepressants and SSRI. Pharmacopsychiatry 32:21–28

Häfner H, Bickel H (1989) Physical Morbidity and Mortality in Psychiatric Patients. In: Öhman R, Free HL, Homkvist AF (eds) Interaction between mental and physical Illness. Springer, Berlin Heidelberg New York, pp 29–47

Hewer W, Lederbogen F (1998) Internistische Probleme bei psychiatrischen Erkrankungen. Enke, Stuttgart

House A (1988) Mood disorders in the physically ill – Problems of definition and measurement. Journal of Psychosomatic Research 32:354–353

Kapfhammer HP (1999) Psychopharmakotherapie depressiver Störungen bei somatischen Erkrankungen: SSRI und andere neuere Antidepressiva. In: Diefenbacher A (Hrsg) Aktuelle Konsiliarpsychiatrie und -psychotherapie. Thieme, Stuttgart, S 131–160

Kathol R, Wenzel RP (1992) Natural history of symptoms of depression and anxiety during inpatient treatment on general medicine wards. Journal of General Internal Medicine 7:287–293

Kathol R, Katon W, Smith RG, Petty F, Trivedi M, Rush AJ (1994) Guidelines for the diagnosis and treatment of depression for primary care physicians: Implications for consultation-liaison psychiatrists. Psychosomatics 35:1–12

Malt UF, Huyse FJ, Herzog T, Lobo A and The ECLW (1996) The ECLW Collaborative Study: III. Training and reliability of ICD-10 psychiatric diagnoses in the general hospital setting – an investigation of 220 consultants from 14 european countries. Journal of Psychosomatic Research 41:451–463

Mayou R, Hawton K, Feldman E, Ardern M (1991) Psychiatric problems among medical admissions. International Journal of Psychiatry in Medicine 21:71–84

Müller R, Förstl H (1999) Diagnostik und Therapie depressiver Syndrome bei Schlaganfallpatienten. In: Diefenbacher A (Hrsg) Aktuelle Konsiliarpsychiatrie und -psychotherapie. Thieme, Stuttgart, S 71–90

Newport DJ, Nemeroff CB (1998) Assessment and treatment of depression in the cancer patient. Journal of Psychosomatic Research 45:215–237

Niklewski G, Diefenbacher A, Hohagen F (1999) Weiterbildung in Konsiliarpsychiatrie: Vorgaben, Inhalte und Durchführung – Vorschlag für ein Curriculum. In: Diefenbacher A (Hrsg) Aktuelle Konsiliarpsychiatrie und -psychotherapie. Thieme, Stuttgart, S 197–215

Paykel ES (1995) The place of psychotropic drug therapy. In: House A, Mayou R, Mallinson C (eds) Psychiatric aspects of physical disease. London, Royal College of Physicians & Royal College of Psychiatrists, pp 69–80

Popkin MK, Callies AL, Mackenzie TB (1985) The outcome of antidepressant use in the medically ill. Archives of General Psychiary 42:1160–1163

Roose SP, Laghrissi-Thode F, Kennedy JS, et al. (1998) Comparison of paroxetine and nortriptyline in depressed patients with ischemic heart disease. JAMA 279:287–291

Royal College of Physicians & Royal College of Psychiatrists (1995) The psychological care of medical patients. Recognition of need and service provision. CR 35 (2. Aufl. 1997). London

Saupe R, Diefenbacher A (1998) Konsiliarpsychiatrie und -psychotherapie. In: Berger M (Hrsg) Lehrbuch der Psychiatrie und Psychotherapie. Urban & Schwarzenberg, München, S 941–956

Schubert DSP, Yokley J, Sloan D, Gottesman H (1995) Impact of the interaction of depression and physical illness on a psychiatric unit's length of stay. General Hospital Psychiatry 17:326–335

Walton HJ (1999) Psychiatrische Ausbildung, Weiterbildung und Fortbildung. In: Helmchen H, Henn F, Lauter H, Sartorius N (Hrsg) Psychiatrie der Gegenwart. Bd 2 – Allgemeine Psychiatrie. 4. Aufl. Springer, Berlin Heidelberg New York, S 579–606

Interaktion von somatischer Erkrankung und Depressionen in der ambulanten Versorgung

8

G. STOPPE

Einleitung

Depressionen können heutzutage überwiegend ambulant behandelt werden. Das immer wieder auch als „Eisberg-Phänomen" bezeichnete Phänomen gilt jedoch nicht nur für den Proporz von ambulant zu stationär behandelten Patienten, sondern auch für denjenigen zwischen haus- bzw. nicht-fachärztlich und den fachärztlich behandelten Patienten. Einer allein-fachärztlichen Betreuung von depressiven Patienten kann vor allem deshalb nicht das Wort geredet werden, weil dem in Anbetracht der großen Anzahl dieser Patienten schon allein Kapazitätsgründe entgegen stehen. Zum anderen sind Depressionen als im besten Sinne des Wortes bio-psycho-soziale Erkrankung sehr oft kombiniert mit körperlichen Erkrankungen, so daß eine interdisziplinäre Behandlung sehr sinnvoll ist. Eine allein oder bevorzugt hausärztliche Behandlung ist damit gleichwohl nicht sinnvoll, weil die derzeitige entsprechende Schulung und Kompetenz dafür in keiner Weise ausreichen. Hierzu sei beispielhaft auch auf die Diskussion um die von der US-amerikanischen „Agency for Health Care Policy and Research" herausgegebene Guideline (No.5) zur „Depression in primary care" verwiesen (Depression Guideline Panel 1993; Munoz et al. 1994). Welche Chancen in einer guten Kooperation liegen und ob bzw. wie weit sie bereits genutzt werden, soll im folgenden dargelegt werden.

Verständliche Reaktion versus behandelbare Krankheit

Im interdisziplinären Dialog, und nicht nur dort, zeichnen sich immer wieder Schwierigkeiten dahingehend ab, ab wann eigentlich eine behandlungsbedürftige Depression und damit Krankheit vorliegt. Gerade bei körperlichen Erkrankungen werden entsprechende Symptome gern als „verstehbare Reaktion" interpretiert und nicht als krankheitswertig eingestuft. Wir und auch andere Untersucher konnten zeigen, daß bei gleichzeitig bestehender somatischer Erkrankung eine depressive Symptomatik seltener diagnostiziert wird als wenn diese Symptomatik ohne eine körperliche Erkrankung präsentiert würde (Kirmayer et al. 1993; Stoppe et al. 1999). Sie tritt damit in ihrer Bedeutungszumessung zurück, was auch gut zu der verbreiteten (Lehr-)meinung paßt, daß eine seelische Störung nur angenommen werden dürfe, wenn körperliche Störungen zumindest ursächlich ausgeschlossen worden sei.

Ein weiterer bedeutsamer Faktor ist die Attributierung von bestimmten Symptomen. So werden beispielsweise Appetitlosigkeit, Gewichtsabnahme, Antriebsstörungen gern auch als Symptome der somatischen Erkrankung, respektive als Folgen einer Medikation, interpretiert. Hier ist es wichtig, sorgfältig in der Anamnese abzuklären, ob diese Zusammenhänge tatsächlich bestehen, indem sich z. B. ein Zusammenhang zwischen einer Änderung der Medikation und dem Beginn der entsprechenden Symptome findet. Auch sollte die Anamnese bzgl. weiterer depressiver Symptome ausführlicher sein, weil nur so das Gesamtbild einer Depression auch tatsächlich syndromatisch herausgearbeitet werden kann. Letzteres sollte ebenso gewissenhaft als (haus-)ärztliche Aufgabe wahrgenommen werden wie die Abklärung biologischer Befunde. In anderen Ländern wird das Screening nach Depressionen oder auch nach etwaiger Suizidalität von den Primärärzten gefordert (Depression Guideline Panel 1993, Canadian Task Force on the Periodic Health Examination 1994).

Ein weiterer Punkt ist sicher der, eine „normale" Krankheitsverarbeitung (Coping) von einer Depression zu unterscheiden, respektive entsprechende Krankheitsentwicklungen zu beobachten. Gleiches gilt auch für die Beurteilung von Trauerprozessen, die ja nicht nur nach dem Verlust eines Lebenspartners, sondern auch als Folge von anderweitigen Verlustsituationen auftreten. Kenntnisse und Kompetenz im Umgang mit Trauern und Krankheitsverarbeitung sind eine Voraussetzung dafür, daß psychopathologische Phänomene von Krankheitswert, wie sie in einer Depression auftreten, überhaupt erkannt werden können. Auch hier ist eine entsprechende Ausbildung klinisch tätiger Ärzte zu fordern.

Der schwierige Schritt von der Diagnose zur Behandlung

Aber selbst wenn die behandelnden Ärzte die Diagnose einer Depression für wahrscheinlich halten, wird sie – auch dies ist durch mehrere Studien belegt – nicht automatisch zu einer Behandlung führen. Gleiches gilt, wenn durch Screening-Maßnahmen die Erkennung verbessert wird (Tiemens et al. 1996; Goldberg et al. 1998).

In der ambulanten Behandlung ist hier sicher ein besonderes Problem, daß auch heute noch die Diagnose einer Depression oder einer anderen psychischen Störung von den Patienten (oft auch vom Arzt) weniger akzeptiert werden kann als die einer körperlichen Erkrankung. Der behandelnde Arzt „riskiert", daß sich der Patient abwendet, respektive einen anderen Arzt sucht, zumindest aber, dass es ein längeres Gespräch darüber gibt, ob diese Diagnose berechtigt ist und welche Folgen sie für den Betroffenen hat. Auch wenn sich hier schon in den letzten Jahren sehr viel geändert hat, ist die Überweisung zum Nervenarzt, insbesondere auch in ländlichen Bereichen und bei älteren Patienten, oft immer noch schwierig. Dabei ist nicht nur von Bedeutung, daß die Patienten dies ablehnen, sondern auch daß eine entsprechende schnelle Terminvereinbarungen nicht immer realisierbar ist. Die Aufklärung über eine seelische Störung und ihre Behandlungsmöglichkeiten muß mitunter „prozesshaft" erfolgen, sollte jedoch nicht unterbleiben.

Mit einer entsprechenden Diagnose ist aber die Akzeptanz einer Behandlung – sei es Psychotherapie oder auch spezifische Psychopharmakotherapie – unmittelbar verbunden. Diskussionen über die Beipackzettel sind dabei offensichtlich ebenso häufig wie eine erhebliche Non-Compliance. Die häufige Verordnung und der von der Fachwelt kritisch kommentierte Einsatz von Beruhigungsmitteln wie Benzodiazepinen, „Aufbauspritzen" wie Imap und Phytotherapien müssen auch auf dem Hintergrund gesehen werden, daß sie als pflanzlich-positiv konnotiert sind, nicht den Ausdruck Antidepressivum/Psychpharmakon im engeren Sinn tragen oder aber dem Patienten gar nicht in die eigene Verfügung gegeben werden.

Anders als bei der stationären Behandlung muß in der ambulanten Versorgung auch immer bedacht werden, wieviele Mitbehandler an dem Fall wirklich beteiligt sind. Nicht selten besuchen gerade psychisch kranke Patienten nicht nur einen Arzt, sondern auch mehr oder weniger professionelle Gesundheitsberater oder Heilpraktiker und üben sich in Selbstmedikation (z. B. Johnson et al. 1992). Es ist wichtig, daß der behandelnde Arzt möglichst umfassend über diese „Einflüsse" weiß, um die Behandlung danach auszurichten. Gerade bei der Behandlung von depressiven, körperlich kranken Patienten erscheint es mir wichtig, daß die den Patienten behandelnden Ärzte „an einem Strang ziehen". So erscheint es als ungünstig, wenn z. B. ein herzkranker Patient von seinem Kardiologen erfährt, daß von einer ihm durch den Hausarzt vermittelten Psychotherapie bei seiner Erkrankung nichts zu erwarten sei, weil seine Symptome ja gänzlich auf die kardiale Problematik zurückzuführen seien. Es ist zudem wichtig zu erfahren, welche Symptome welchem Behandler geschildert werden. Mitunter werden dem Psychotherapeuten nur die vermeintlich seelischen Beschwerden geschildert, dem somatisch tätigen Kollegen jedoch die zweifellos für die Psychotherapie genauso wichtigen körperlichen Beschwerden, wie z. B. Attacken von Herzrasen. Mitunter erlebt der Psychotherapeut eine vermeintliche Besserung, während gleichzeitig der Patient vermehrt Notarztkontakte hat.

In ihrer Bedeutung unklar ist auch der oft mangelhafte psychopharmakologische Kenntnisstand, der seine Wurzeln oft schon im Studium hat bzw. auch in der derzeitigen Weiterbildung zum Beispiel zum Allgemeinarzt. So wissen Studenten heute vergleichsweise gut über die Wirkmechanismen verschiedener Diuretika oder Antiarrhythmika bescheid, können aber mit einem ähnlich differenzierten Wissen über die Antidepressiva meistens nicht aufwarten. Dies trägt der (potentiellen) Verordnungshäufigkeit jedoch nicht Rechnung. In der Aus- und Weiterbildung wird immer wieder die Innere Medizin, die Chirurgie und vielleicht noch die Gynäkologie oder die Pädiatrie als die wichtigsten Fächer für die allgemeine Medizin vertreten und die Bedeutung der psychosozialen Medizin immer noch marginalisiert.

Die Chancen einer guten ambulanten Behandlung depressiver Patienten mit körperlichen Erkrankungen

Die Chancen, die in einer guten ambulanten Behandlung depressiver Patienten mit körperlichen Krankheiten liegen, sind gleichwohl beträchtlich und sollten gemeinsam angegangen werden. Als wichtigste sind zu nennen:

Eine Vielfalt von Untersuchungen der letzten Jahre konnte zeigen, daß Depressionen unabhängige Risikofaktoren für die Entstehung somatischer Erkrankungen, z. B. von koronarer Herzerkrankung, Herzinfarkt, Osteoporose, Diabetes mellitus sind (z. B. Sesso et al. 1998). Andere Untersuchungen konnten zeigen, daß depressive Patienten eine erhöhte Mortalität haben im Vergleich zu gleich körperlich Kranken ohne eine Depression. Dies bedeutet, daß ein alleiniges Verständnis einer Depression als Folge einer körperlichen Erkrankung allzu vereinfacht ist. Während es schon gute Hinweise darauf gibt, daß die Behandlung einer Depression dann auch die Mortalität in Richtung auf die Verläufe nicht-depressiver Patienten verbessern kann, konnte bis heute noch nicht bewiesen werden, daß die Behandlung von Depressionen auch die entsprechenden Risiken verringert. Es spricht aber auch nichts gegen diese Annahme. Betrachtet man die prognostischen Berechnungen der Weltbank und der WHO (Global Burden of Disease-Studie, Murray u. Lopez 1996) werden im Jahr 2020 Herz-Kreislauf-Erkrankungen an erster und Depressionen an zweiter Stelle in der Reihe der von ihrer Gesamtbelastung wichtigsten Erkrankungen stehen. Es ist daher umso wichtiger, den wechselseitigen Einfluß beider Erkrankungen im Auge zu behalten und hier therapeutische und präventive Strategien zu nutzen.

Die genannte Unterdiagnose und auch eine gewisse therapeutische Mißachtung vermeintlich leichterer depressiver Syndrome und Dysthymien führen zu einer primären und auch iatrogenen Chronifizierung. Dabei ist die klinische Relevanz auch subsyndromaler Depressionen inzwischen gut bekannt (z. B. Judd et al. 1997). Im naturalistischen, d. h. unbehandelten Verlauf haben Depressionen ein sehr hohes Chronifizierungsrisiko. Es konnte gezeigt werden, daß mit den heute zur Verfügung stehenden Methoden Rezidivraten auf ein Viertel reduziert werden können und damit auch Chronifizierung vermieden werden kann. In Anbetracht des unmittelbaren Einflusses von Depressionen auf die körperliche Gesundheit und die Lebensqualität der Patienten müssen diese Potentiale dringend genutzt werden.

In der ambulanten, insbesondere hausärztlichen Versorgung liegt der Schlüssel für eine effektive Suizidprävention. 15–20% aller Depressiven versterben an Selbstmord. Damit kommen Depressionen über alle Altersgruppen hinweg als Ursache für ca. 60% aller Suizide ursächlich in Frage. In den letzten Jahren steigen die Suizidraten, insbesondere in der besonders gefährdeten älteren Bevölkerung erheblich an. Finnische und britische Untersuchungen konnten zeigen, daß etwa 90% der Suizidopfer im Monat vorher ihren Hausarzt aufgesucht hatten, 50% sogar in der Woche vorher. Ihre Suizidabsichten wurden jedoch spontan nicht von ihnen kommuniziert. Dies bedeutet, daß (Haus-) Ärzte danach fragen müssen! Das Gespräch über die Suizidalität darf nicht tabuisiert werden. Schon heute haben wir mehr Suizidopfer als Verkehrstote zu verzeichnen. Auf dem Hintergrund schwerer körperlicher Erkrankungen wird häufig von „verstehbaren“ Bilanzsuiziden gesprochen, insbesondere auch, wenn es um alte Patienten geht. Hiervor muß dringend gewarnt werden. Aus psychiatrischer Sicht ist es fraglich, ob es den frei gewählten Bilanzsuizid wirklich gibt. Oft steht die Entscheidung zu einem Suizidversuch vor dem Hintergrund von Befürchtungen, der Familie zur Last zu fallen, nichts mehr wert zu sein, bzw. die eigene Autonomie zu verlieren. All dies sind Themen, die in einem therapeutischen Gespräch zugänglich sind. In einer eigenen Untersuchung konnten wir zeigen, daß jedoch seitens der Ärzte im Angesicht einer depressiven Symptomschilderung kaum daran gedacht wird, aktiv nach Suizidgedanken zu fragen. Wir stellten Hausärzten in einer Befragung Fallvignetten von depressiven Patienten vor und befragten die Kollegen anschließend, welche Informationen sie von den Patienten gern hätten. Nur maximal 4% der Kollegen gaben von sich aus an, daß sie wissen möchten, inwieweit Suizidgedanken vorhanden seien. Am Ende des Interviews fragten wir noch einmal konkret, ob sich die Kollegen nach einer potentiellen Suizidalität erkundigen würden. Hier war die Antwortrate mit über 70% signifikant höher. Letzteres spricht dafür, dass das Wissen grundsätzlich vorhanden ist, daß eine Suizidgefahr besteht. In Kombination mit der zunächst geringeren Rate bestätigt es jedoch auch epidemiologisch die Vermutung, daß das Gespräch immer noch tabuisiert ist (Stoppe et al. 1999).

Symptom- oder Syndrombehandlung?

In der ambulanten hausärztlichen Versorgung werden sehr oft zunächst die Leitsymptome behandelt. Schildert also jemand Schlafstörungen oder Ängste, wird er ein Beruhigungsmittel bekommen, was in vielen Fällen mit diesen Symptomen vielleicht auch ausreichend ist. Treten diese Symptome jedoch im Rahmen einer Depression auf, ist eine solche Behandlung oft nicht ausreichend und führt allenfalls zu einer gewissen symptomatischen Besserung, jedoch nicht zu einer Remission. Man kann in solchen Fällen von einer durch unter-respektive Fehlbehandlung bedingten iatrogenen Chronifizierung auf einem gewissermaßen gehobenen Niveau sprechen. Es kann nur immer wieder ermutigt werden, rechtzeitig und ausreichend antidepressiv zu behandeln und diese Behandlung auch „auszureizen".

Zusammengefaßt bestehen sowohl Kompetenzmängel, aber auch problematische Einstellungen respektive Herangehensweisen, die für die vielfach festgestellte Unterbehandlung und -diagnose von depressiven Patienten in der ambulanten Versorgung, insbesondere bei körperlichen Erkrankungen, verantwortlich gemacht werden können. Da keines der genannten Probleme prinzipiell unlösbar erscheint, sollte es eine Herausforderung sein, den interdisziplinären Dialog zum Wohle der vielen depressiven körperlich Kranken zu suchen und zu fördern.

Tabelle 1. Unterschiede zwischen hausärztlicher und fachärztlicher Herangehensweise

	Spezialist	Hausarzt
Ziel	Entlassung	Langzeitbetreuung
Patienten	selektiert	unselektiert
Anamnese	Assessment	erlebte Anamnese

Literatur

Canadian Task Force on the Periodic Health Examination (1994) Canadian guide to clinical preventive health care. Canada Communication Group, Ottawa, Canada, pp 456–470

Depression Guideline Panel (1993) Depression in Primary Care (AHCPR-Publication 93-0550, 93-0551, 93-0552, 93-0553). Department of Health and Human Services, Public Health Service, Agency for Health Care Policy and Research. Rockville, Maryland, USA

Goldberg D, Privett M, Ustun B, Simon G, Linden M (1998) The effects of detection and treatment on the outcome of major depression in primary care: a naturalistic study in 15 cities. Brit J Gen Pract 48:1840–1844

Johnson J, Weissman MM, Klerman GL (1992) Service utilization and social morbidity associated with depressive symptoms in the community. J Am Med Ass 267:1478–1483

Judd LL, Akiskal HS, Paulus MP (1997) The role and clinical significance of subsyndromal depressive symptoms (SSD) in unipolar major depressive disorder. J Affect Disord 45:5–18

Kirmayer LJ, Robbins JM, Dworkind M, Yaffe MJ (1993) Somatization and the recognition of depression and anxiety in primary care. Am J Psychiatry 150:734–741

Munoz R, Hollon SD, McGrath E, Rehm LP, VandenBos GR (1994) On the AHCPR Depression in Primary Care Guidelines. Further Considerations for Practitioners. Am Psychologist 49:42–61

Murray JL, Lopez AD (1996) The global burden of disease: a comprehensive assessment of mortality and disability from diseases, injuries, and risk factors in 1990 and projected to 2020. World Health Organisation, USA

Sesso HD, Kawachi I, Vokonas PS, Sparrow D (1998) Depression and the risk of coronary heart disease in the Normative Aging Study. Am J Cardiol 82:851–856

Stoppe G, Sandholzer H, Huppertz C, Duwe H, Staedt J (1999) Gender differences in the recognition of depression in old age. Maturitas 32:205–212

Stoppe G, Sandholzer H, Huppertz C, Duwe H, Staedt J (1999) Family Physicians and the Risk of Suicide in the Depressed Elderly. J Affect Disord 54:193–198

Tiemens BG, Ormel J, Simon G (1996) Occurence, recognition, and outcome of psychological disorders in primary care. Am J Psychiatry 153:636–644

KAPITEL 9

Psychosoziale Interventionen bei depressiven Erkrankungen

9

TH. BECKER und A. FABIAN

Lebensereignisse, Vulnerabilität und Depression

Im Rahmen der Life-event Forschung zur Pathogenese und zum Verlauf depressiver Störungen haben sich einige psychosoziale Faktoren als relevante Moderatorvariablen erwiesen. Diese Faktoren können das Risiko, an einer Depression zu erkranken, vergrößern, indem sie zu einer erhöhten Vulnerabilität beitragen. Die Life-event-Forschung konnte belegen, daß depressive Erkrankungen häufig in der Folge eines kritischen Lebensereignisses, vor allem nach Verlusterfahrungen, auftreten, und daß vulnerable Menschen eher mit einer Depression auf ein kritisches Lebensereignis reagieren. Als Vulnerabilitätsfaktoren wurden beispielsweise negative Kindheitserlebnisse, geringes Selbstwertgefühl und schlechte Beziehungsqualität untersucht. Auch genetische Faktoren sind wesentlich.

Generell ist die Prävalenzrate für depressive Erkrankungen bei Frauen deutlich höher als bei Männern. Besonders gefährdet scheinen alleinerziehende Mütter mit Kleinkindern zu sein. Für diese Gruppe wurde ein doppelt so großes Erkrankungsrisiko festgestellt wie für Mütter mit Partnern (Brown u. Moran 1997; Baker et al. 1999). Finanzielle Schwierigkeiten und sozioökonomische Deprivation können ebenfalls zu einem erhöhten Erkrankungsrisiko beitragen (Brown u. Moran 1997; Lanzi et al. 1999; Wilson et al. 1999). Während dieser Aspekt unabhängig vom Familienstand wirkt, sind alleinerziehende, nicht verheiratete Mütter in der Praxis häufiger davon betroffen als verheiratete Mütter.

Einen weiteren potentiell belastenden Faktor stellt für Frauen mit kleinen Kindern die Ausgestaltung der beruflichen Situation dar. Erwerbstätigkeit verringert zwar das Risiko finanzieller Schwierigkeiten und trägt auch allgemein zum psychischen Wohlbefinden bei, kann aber insbesondere für Alleinerziehende auch andauernde Überforderung und Rollenkonflikt bedeuten (und damit wiederum einen zur Depression prädisponierenden Faktor darstellen). Entsprechend unterschiedliche Forschungsergebnisse zu diesem Aspekt liegen vor. Ein erhöhtes Risiko, an einer Depression zu erkranken, fand sich für nicht-erwerbstätige Frauen vor allem mit niedrigem Ausbildungsstand (Costello 1991) und für nicht-erwerbstätige Alleinerziehende (Baker et al. 1999), aber auch für Frauen mit einer Vollzeit-Erwerbstätigkeit (Brown u. Bifulco 1990). Am günstigsten für Mütter scheint eine Teilzeiterwerbstätigkeit zu sein (Brown u. Bifulco 1990).

Einige Untersuchungen weisen auch darauf hin, daß psychosoziale Faktoren Einfluß auf die Auftretenswahrscheinlichkeit negativer Lebensereignisse nehmen können. So erleben Alleinerziehende mehr kritische Lebensereignisse als verheiratete Mütter (Brown u. Moran 1997) und Frauen in Zimbabwe mehr als Frauen in London (Abas u. Broadhead 1997). Im ländlichen Raum treten weniger kritische Lebensereignisse auf; am seltensten bei Frauen, die sozial und kulturell in einen traditionellen Lebensstil integriert sind (Brown u. Prudo 1981; Gaminde et al. 1993). Typische negative Lebensereignisse in diesen Studien waren zum Beispiel eine uneheliche Geburt, der Verlust einer guten Freundin (durch Umzug) oder die Alkoholabhängigkeit eines Sohnes.

Letztlich besteht zwischen negativen psychosozialen Umständen, der Auftretenswahrscheinlichkeit kritischer Lebensereignisse und Depressionen wahrscheinlich ein zirkulärer Zusammenhang (vgl. auch Reck et al. 1999). Es liegt daher nahe, mit Überlegungen zu präventiven Maßnahmen auch bei den moderierenden psychosozialen Faktoren anzusetzen.

Soziale Unterstützung

Zusammenhänge zwischen der Qualität und dem Ausmaß sozialer Integration und Unterstützung und depressiven Erkrankungen sind inzwischen vielfach belegt (Andrews et al. 1978; Hautzinger 1984; Prudo et al. 1981; Schwarzer et al. 1993). Kritisch diskutiert wird in der Literatur zur sozialen Unterstützung die sogenannte „Puffertheorie", die besagt, daß der Effekt sozialer Unterstützung indirekter Natur ist, indem soziale Unterstützung sich nur bei Auftreten negativer Lebensereignisse protektiv auswirkt. Demnach wäre soziale Unterstützung in Abwesenheit widriger (kritischer) Lebensereignisse irrelevant für die psychische Gesundheit. Eine andere Hypothese postuliert einen direkten Effekt sozialer Unterstützung auf die psychische Gesundheit, der in jedem Fall, also auch unabhängig vom Vorkommen kritischer Lebensereignisse, wirksam wird (Alloway u. Bebbington 1987).

Im Hinblick auf präventive Ansätze ist zu bedenken, daß das Auftreten kritischer Lebensereignisse in der Regel nicht vorhersehbar ist, während mangelhafte soziale Unterstützung ein andauerndes Problem darstellt, das identifizierbar und möglicherweise veränderbar ist (Brugha 1991). Würde die „Puffertheorie" allein und ausschließlich zutreffen, so wären Interventionen zur Verbesserung sozialer Unterstützung nur in gesicherten Risikopopulationen sinnvoll, während im Falle eines eigenständigen Effektes sozialer Unterstützung für einen breiteren Einsatz argumentiert werden könnte. Bedeutsam in der Diskussion über angemessene (gezielte) psychosoziale Interventionen sind auch Ansätze, die den Anteil von Persönlichkeitsmerkmalen (z. B. Kontrollüberzeugungen, Selbstwertgefühl) an der Gestaltung und Nutzung sozialer Netzwerke in Betracht ziehen (Brown et al. 1990; Dalgard et al. 1995): Subgruppen reagieren unterschiedlich auf Angebote sozialer Unterstützung. Demnach wären bei einem Teil der Betroffenen eher spezifische Interventionen indiziert, die auf diejenigen Persönlichkeitsmerkmale zielen, die sowohl zu eingeschränkten Bewältigungskompetenzen als auch zu sozialer Isolation beitragen.

Allgemein formuliert, kann soziale Unterstützung moderierend auf die Beziehungen zwischen negativen Lebensumständen, kritischen Lebensereignissen und depressiven Erkrankungen einwirken. Soziale Unterstützung ist in diesem Zusammenhang als Ressource hinsichtlich der Bewältigung von Lebensstreß zu verstehen. Inhaltlich liegen unterschiedliche Konzepte sozialer Unterstützung vor. Für die Funktion sozialer Unterstützung als Bewältigungsressource sind vor allem folgende Aspekte von Belang:

- emotionale Unterstützung im Rahmen einer engen und vertrauensvollen Beziehung (dieser Aspekt wurde von Brown und Mitarbeitern als besonders relevant herausgearbeitet);
- die kognitive Ebene, auf welcher der Einzelne soziale Rückmeldung, Orientierung und Informationen erhält;
- die Verhaltensebene, auf der materielle Unterstützung im weitesten Sinne bedeutsam ist (z.B. gegenseitige Hilfe bei der Beaufsichtigung kleiner Kinder);
- das Gefühl der Zugehörigkeit zu einem identitätsstiftenden größeren sozialen Zusammenhang.

Depressiv Erkrankte haben, wie dies auch für an einer Schizophrenie Erkrankte belegt ist, deutlich kleinere soziale Netzwerke als gesunde Kontrollgruppen (Brugha et al. 1982). Gerade Verlusterlebnisse, die hinsichtlich ihrer Rolle in der Pathogenese der Depression gut belegt sind, können sich auf das Ausmaß bzw. die Qualität sozialer Unterstützung auswirken. Auch die psychopathologische Symptomatik und ihre Verhaltensfolgen, wie zum Beispiel Antriebsminderung, psychomotorische Hemmung und die Tendenz zum sozialen Rückzug, können die zur Verfügung stehende soziale Unterstützung jedenfalls langfristig mindern. Soziale Unterstützung kann sich sowohl auf die Manifestation als auch auf den Verlauf depressiver Erkrankungen auswirken. In einer zweijährigen Langzeitstudie mit Migranten aus den neuen Bundesländern, die in die alten Bundesländer umgesiedelt waren, erwies sich soziale Unterstützung als wirksam hinsichtlich einer verringerten depressiven Symptomatik, auch wenn widrige Lebensumstände (Arbeitslosigkeit) unverändert blieben (Schwarzer et al. 1993).

Psychosoziale Faktoren im klinischen Alltag

Trotz der nicht immer eindeutigen Ergebnisse zur Bedeutung psychosozialer Faktoren lassen sich einige Implikationen für die Praxis formulieren. Gerade angesichts der hohen Bedeutung, die soziale Aspekte der Erkrankung aus der Sicht der Patienten haben, sollte diesem Bereich bei der Anamneseerhebung genügend Beachtung gegeben werden. Von Relevanz hinsichtlich sozialer Interventions- und Unterstützungsangebote sind unter anderem folgende Fragen:

- Beschränkt sich das soziale Netz eher auf Familienangehörige oder umfaßt es auch andere Personen?
- Wie häufig sind die Kontakte und welcher Art sind die Interaktionen mit den Angehörigen?

- Wie werden diese Beziehungen subjektiv hinsichtlich des Bindungsaspektes eingeschätzt?
- Besteht die Möglichkeit einer Selbsteröffnung?
- In welchem Ausmaß werden Begegnungsaspekte reziprok erlebt?
- Welcher Art ist die Beziehung zum Lebenspartner?

Auch die über das familiäre Umfeld hinausgehenden Kontakte sollten in ähnlicher Weise exploriert werden. Falls im Vorfeld der Erkrankung ein kritisches Lebensereignis aufgetreten ist, sind die genaueren Umstände von Interesse. Nicht nur mit wem und in welcher Weise darüber gesprochen wurde, inwieweit aktiv Hilfe gesucht wurde, sondern auch das verbale und nichtverbale Verhalten der anderen beteiligten Personen gibt Auskunft über die individuellen Bewältigungsressourcen und sozialen Kompetenzen des Erkrankten. Inwieweit sind die Beteiligten in der Lage, Streßquellen zu identifizieren, schlechte Nachrichten und die dazugehörigen Gefühle zu tolerieren oder Empathie zu zeigen? Inwieweit kann der Betroffene selbst zuhören, inwieweit hat er das Gefühl, daß andere ihm zuhören? (Brugha 1991). Das Ziel bzw. Ergebnis einer solchen, detaillierten Sozialanamnese sollte es sein, differenziert Aspekte sozialer Kompetenz bzw. deren Einschränkung zu erheben, um entsprechende Therapieansätze zu finden und ergänzende Angebote vorzuschlagen, z.B. die Teilnahme an Selbsthilfegruppen, sozialem Kompetenztraining, Inanspruchnahme sozialer Hilfen, von Weiterbildungs- oder psychoedukativen Angeboten.

Interventionen für die Risikogruppe der Mütter

Newton (1992) gibt einen Überblick über innovative Projekte, die sich an Mütter mit Kleinkindern richten. Während viele der von ihr geschilderten Projekte die Prävention von Kindesmißhandlung und -vernachlässigung als übergeordnetes Ziel haben, richtet die praktische Projektarbeit sich primär an die Mütter. Newton nennt u.a.:

- Projekte, die Unterstützung während der Schwangerschaft anbieten;
- ehrenamtliche „Befriending"-Projekte;
- Selbsthilfeprojekte (Gruppengespräche, Krabbelgruppen).

Einen vielversprechenden Ansatz stellen die „Befriending"-Projekte dar, die sich speziell an die Risikogruppe (alleinerziehender) Mütter mit kleinen Kindern richten. Auf ehrenamtlicher Basis werden „Freundschaften" zwischen Klientinnen und ehrenamtlichen Mitarbeiterinnen initiiert, wobei ein Koordinator sich bemüht, eine möglichst passende „Freundin" zu finden. Da das Ziel ist, alltagsnahe soziale Kontakte entstehen zu lassen, muß dabei auch auf die räumliche Entfernung zwischen den Wohnorten geachtet werden. Cox (1993) nennt als spezifische Merkmale einer durch ein solches Projekt initiierten „Freundschaft" in Abgrenzung von professionellen Helfer-Klient-Beziehungen folgende:

- Verbindlichkeit gegenüber der Klientin, nicht gegenüber dem Projekt (bzw. Arbeitgeber);

- Gemeinsame Alltagsaktivitäten;
- Gleichberechtigte Beziehung zwischen Klientin und „Freundin" (bei anfänglich größerer Verantwortung für die Beziehung bei der „Freundin");
- Gegenseitiger Austausch mit der Möglichkeit des Entstehens einer andauernden Freundschaft;
- keine offizielle Kontrollfunktion, daher mehr Spontaneität möglich, weniger bedrohlich als professioneller Helfer (der z. B. die Macht hat, den Entzug des Sorgerechts anzuregen).

Die Freundinnen werden entweder auf ehrenamtlicher Basis in der Gemeinde rekrutiert, oder ehemalige Klientinnen fungieren in einer Art von Schneeballsystem zu einem späteren Zeitpunkt selbst als „Freundinnen". Die ehrenamtlichen Freundinnen durchlaufen ein kurzes Training, in manchen Projekten erfolgt auch eine Supervision. In dem im folgenden geschilderten Interventionsprojekt von Harris et al. (1999a) dauerte das Training z. B. drei Tage. Inhaltlich lag der Schwerpunkt auf einer Gesprächsführung, die es der Klientin erleichtert, Vertrauen zu finden und sich im Gespräch zu eröffnen. Darüber hinaus wurden auch Vorschläge hinsichtlich gemeinsamer Aktivitäten, praktischer Unterstützung bei Alltagsbelastungen der Klientin und Möglichkeiten zur Initiierung sog. „fresh-start" Erlebnisse thematisiert.

Begleitende Evaluationsstudien liegen für „Newpin" (Cox et al. 1991) und „Homestart" (Eyken 1990) vor. „Homestart" ist das in Großbritannien am weitesten verbreitete Freundschafts-Projekt, mit derzeit mehr als 250 lokal organisierten und finanzierten Gruppen. Teilweise werden in Ergänzung der Freundschafts-Projekte auch gemeinsame Kinderbetreuung, Freizeitaktivitäten und Gesprächsgruppen angeboten. Die ehrenamtlichen Mitarbeiter werden zumindest 14-tägig von einem bezahlten und ausgebildeten „Homestart"-Mitarbeiter beraten und unterstützen sich auch gegenseitig. Ziel ist es, Familien mit mindestens einem Kind unter 5 Jahren, die eine Phase besonderer Belastung erleben, Unterstützung, Freundschaft und praktische Hilfe anzubieten. Die Evaluationsergebnisse beider Projekte waren insgesamt positiv und ermutigend. Für Mitglieder von Risikogruppen, die ansonsten nur schwer Zugang zu Hilfeangeboten finden, können Freundschafts-Projekte eine niederschwellige Alternative darstellen (Eyken 1990). Besonders günstig wirken sich die Interventionen aus, wenn ein länger andauernder Kontakt zu dem Projekt entsteht (Cox et al. 1991).

Kontrollierte wissenschaftliche Untersuchungen zur Effektivität derartiger Projekte in der Betreuung depressiv Erkrankter liegen allerdings nur in wenigen Fällen vor. Die unseres Wissens einzige Untersuchung eines Freundschafts-Projektes mit Kontrollgruppendesign wurde von Harris et al. (1999a, b) durchgeführt. Sie verglichen 43 chronisch depressive Frauen, die an einer „Befriending"-Intervention teilnahmen, mit 43 Frauen auf einer Warteliste. Die Intervention bestand in einer gemeinsam verbrachten Zeit von zumindest einer Stunde Dauer pro Woche, in der die Freundin der Klientin als Zuhörerin zur Verfügung steht und allgemein für sie da sein sollte. Zum Zeitpunkt der Abschlußbefragung nach einem Jahr wurden 65% der Frauen, die an der Intervention teilgenommen hatten, als remittiert eingeschätzt (und sogar 72% derjenigen, die zwei Monate oder länger in Kontakt mit der „Freundin" geblieben waren), während 39% der Frauen in der Kontrollgruppe remittierten. Zu ähnlich positiven Ergebnissen kam auch die Untersuchung einer postnatalen Intervention durch Hebammen, die ebenfalls Zuhören, Verständnis und Beratung anboten (Lavender u. Walkinshaw 1998).

Fazit

Ergebnisse aus der Life-event Forschung belegen inzwischen eindrucksvoll den Zusammenhang zwischen psychosozialen Faktoren und Depressionen. So entsprechen den jeweiligen Einjahres-Prävalenzraten für depressive Erkrankungen in Untersuchungsgruppen aus ganz verschiedenen Regionen (Zimbabwe, London, Bilbao, Hebriden, Spanien) analoge Häufigkeiten von negativen Lebensereignissen (Brown 1996). Die Tatsache, daß die höchste Prävalenzrate bei Frauen in einer Großstadt in Zimbabwe gefunden wurde und die geringste in einem ländlichen Gebiet in Spanien, lenkt neben der Häufigkeit negativer Lebensereignisse den Blick auf die unterschiedlichen Lebensbedingungen (für Frauen) in diesen Ländern und macht den Wert einer ökologischen Herangehensweise, die unterschiedliche Risikofaktoren einbezieht, deutlich. Kritisch anzumerken ist, daß Untersuchungen mit aus der Allgemeinbevölkerung gewählten Teilnehmern sich möglicherweise in mehrfacher Hinsicht von der Gruppe der depressiven Patienten unterscheiden. Es gibt Hinweise dahingehend, daß psychosoziale Faktoren eher bei neurotischen bzw. reaktiven Depressionen wirksam werden, und bei psychotischen oder endogenen Erkrankungen vor allem in Zusammenhang mit der Erstmanifestation (Wittchen 1988; Brown et al. 1994), während bei Folgeerkrankungen möglicherweise in stärkerem Maße biologische Faktoren im Sinne eines „kindling" wirken. In einer neueren Studie mit endogen depressiven Patienten fanden sich allerdings im Vergleich mit gesunden Kontrollpersonen deutlich mehr ungünstige Lebensumstände sowohl bei Erst- als auch bei Folgeerkrankungen (Reck et al. 1999).

Angesichts der Tatsache, daß Depressionen aktuellen Projektionen zufolge im Jahr 2020 auf dem zweiten Platz des Global Burden of Disease stehen werden, sind sicherlich weitere Forschungsbemühungen hinsichtlich der hier angesprochenen Zusammenhänge von Bedeutung. In einer repräsentativen ungarischen Untersuchung, in der 1988 und 1995 jeweils mehr als 10 000 Personen mit dem Beck Depressions-Inventar zu einer Reihe psychosozialer und ökonomischer Lebensbedingungen befragt wurden, zeigte sich bei den über 40 Jährigen eine deutlich Zunahme der depressiven Symptomatik, der Gefühle von Hoffnungslosigkeit und von Kontrollverlust vor allem hinsichtlich der Arbeitssituation (Kopp et al. 2000). Die Autoren sehen dies im Zusammenhang mit den tiefgreifenden, politischen und ökonomischen Veränderungen zwischen den Erhebungszeitpunkten und vermuten eine Negativspirale zwischen der depressiven Symptomatik und einer sozial deprivierten Situation, verbunden mit zumindest subjektiv geminderter sozialer Unterstützung. Die erhöhte depressive Symptomatik erwies sich zudem als Moderator hinsichtlich einer insgesamt schlechteren Einschätzung des eigenen Gesundheitszustandes. Die Ergebnisse lassen sich im Sinne des von Bronfenbrenner (1979) zur Beschreibung der ökologischen Sichtweise herangezogenen Bildes der „russischen Puppen" deuten, bei dem verschiedene ökologische Strukturen ineinandergebettet sind. Die Makroebene (gesamtgesellschaftliche Einflußfaktoren), die Mesoebene (sozioökonomisches System der näheren Umgebung) und die Mikroebene der individuellen Vulnerabilitäten sind durch unterschiedlichste Beziehungen verwoben, so daß einfache Kausalitäten nie das Gesamtbild erklären können.

Diese Ergebnisse verweisen ebenso wie die hohe Komorbidität der depressiven Erkrankungen mit Substanzmißbrauch und Suizidalität auf die Bedeutsamkeit innovativer Herangehensweisen, um den Behandlungsstandard für Depressionen zu erweitern und zu ergänzen. Aus einer Public Health-Perspektive sind psychosoziale Interventionen auch als präventive Maßnahmen und bereits bei subklinischer Symptomatik sinnvoll. Angesichts der hohen Rückfall- und Chronifizierungsraten bei Depressionen sind schließlich Nachsorgeangebote im Anschluß an stationäre Behandlungen wünschenswert.

Literatur

Abas MA, Broadhead JC (1997) Depression and anxiety among women in an urban setting in Zimbabwe. Psychological Medicine 27:59–71

Alloway R, Bebbington PE (1997) The buffer theory of social support – a review of the literature. Psychological Medicine 17:91–108

Andrews G, Tennnant C, Hewson D, Vaillant G (1978) Life event stress, social support, coping style, and risk of psychological impairment. The Journal of Nervous and Mental Diseases 166:307–316

Baker D, North K, The ALSPAC Study Team (1999) Does employment improve the health of lone mothers? Social Science and Medicine 49:121–131

Bronfenbrenner U (1979) The Ecology of Human Development: Experiments by Nature and Design. Cambridge, Mass, Harvard University Press

Brown GW, Prudo R (1981) Psychiatric disorder in a rural and an urban population: 1. Aetiology of depression. Psychological Medicine 11:581–599

Brown GW, Bifulco A (1990) Motherhood, employment and the development of depression: a replication of a finding? British Journal of Psychiatry 156:169–179

Brown GW, Bifulco A, Andrews B (1990) Self-esteem and depression: III. Aetiological issues. Social Psychiatry and Psychiatric Epidemiology 25:235–243

Brown GW, Harris TO, Hepworth C (1994) Life events and endogenous depression: a puzzle reexamined. Archives of General Psychiatry 51:525–534

Brown GW (1996) Genetics of depression: a social science perspective. International Review of Psychiatry 8:387–401

Brown GW, Moran PM (1997) Single mothers, poverty and depression. Psychological Medicine 27:21–33

Brugha T, Conroy R, Walsh N, Delaney W, O'Hanlon J, Dondeto E, Daly L, Hickey N, Bourke G (1982) Social networks, attachments and support in minor affective disorders: a replication. British Journal of Psychiatry 141:249–255

Brugha T (1991) Support and personal relationships. In: Bennett DH, Freemann HL (eds) Community Psychiatry. Churchill Livingstone, Singapore, pp 115–161

Costello EJ (1991) Married with children: predictors of mental and physical health in middle-aged women. Psychiatry 54:292–305

Cox AD, Pound A, Mills M (1991) Evaluation of a home visiting scheme for young mothers: Newpin. Journal of the Royal Society of Medicine 84:217–220

Cox AD (1993) Befriending young mothers. British Journal of Psychiatry 163:6–18

Dalgard OS, Bjork S, Tambs K (1995) Social support, negative life events and mental health. British Journal of Psychiatry 166:29–34

Eyken W (1990) Home-Start: a four-year evaluation. Home-Start Consultancy, Leicester

Gaminde I, Uria M, Padro D, Querejeta I, Ozamiz A (1993) Depression in three populations in the Basque country – a comparison with Britain. Social Psychiatry and Psychiatric Epidemiology 28: 243-251

Harris T, Brown GW, Robinson R (1999a) Befriending as an intervention for chronic depression among women in an inner city 1: randomised controlled trial. British Journal of Psychiatry 174:219-224

Harris T, Brown GW, Robinson R (1999b) Befriending as an intervention for chronic depression among women in an inner city 2: role of fresh-start experiences and baseline psychosocial factors in remission from depression. British Journal of Psychiatry 174:225-232

Hautzinger M (1984) Die Bedeutung sozialer Kontakte bei Depression. In: Wolfersdorf GM, Straub R, Hole G (Hrsg) Depressiv Kranke in der psychiatrischen Klinik. Zur Theorie und Praxis von Diagnostik und Therapie. Roderer; Regensburg, S 143-152

Kopp MS, Skrabski A, Szedmak S (2000) Psychosocial risk factors, inequality and self-rated morbidity in a changing society. Social Science and Medicine 51:1351-1361

Lanzi RG, Pascoe JM, Keltner B, Landesmann Ramey S (1999) Correlates of maternal depressive Symptoms in a national head start program sample. Archives of Pediatric and Adolescent Medicine 153:801-807

Lavender T, Walkinshaw SA (1998) Can midwives reduce postpartum psychological morbidity? A randomized trial. Birth 25:215-219

Newton J (1992) Preventing mental Illness in Practice. Tavistock, London

Prudo R, Brown GW, Harris T, Dowland J (1981) Psychiatric disorder in a rural and an urban population: 2. Sensitivity to loss. Psychological Medicine 11:601-616

Reck C, Backenstraß M, Kronmüller KT, Sommer G, Fiedler P, Mundt Ch (1999) Kritische Lebensereignisse im 2-Jahresverlauf der „Major Depression": Eine prospektive Studie mit stationär behandelten Patienten. Der Nervenarzt 70:637-644

Schwarzer R, Hahn A, Jerusalem M (1993) Negative affect in east German migrants: longitudinal effects of unemployment and social support. Anxiety, Stress and Coping 6:(1)57-69

Wilson KC, Chen R, Taylor S, McCracken CF, Copeland JR (1999) Socio-economic deprivation and the prevalence and prediction of depression in older community residents. British Journal of Psychiatry 176:549-553

Wittchen H-U (1988) Zur Bedeutung sozialer Faktoren für den Verlauf affektiver Störungen. In: Zerssen DV, Moeller JH (Hrsg) Affektive Störungen. Diagnostische, epidemiologische, biologische und therapeutische Aspekte. Springer, Berlin Heidelberg New York, S 111-128

KAPITEL 10

Qualitätsverbesserung durch klinische Forschung Phase III   10

J. WOLSTEIN

Einleitung

Die Zahl therapeutischer Studien im Bereich der Depressionsbehandlung hat seit Anfang der 90er Jahre deutlich zugenommen. Dies liegt zum einen an der Erprobung neu entwickelter Wirkstoffe, zum anderen an den strengeren Anforderungen durch die Zulassungsbehörden. Dennoch wird insbesondere in überwiegend klinisch arbeitenden psychiatrischen Kliniken und Abteilungen die Teilnahme an Phase III Studien immer wieder kritisch diskutiert. Im folgenden Kapitel soll daher die Frage beantwortet werden, inwieweit die Durchführung solcher Untersuchungen neben dem wissenschaftlichen Nutzen auch eine Qualitätsverbesserung der Behandlung depressiver Patienten in der teilnehmenden Klinik bewirken kann. Nach einer kurzen Übersicht über Art, Umfang und Durchführung von klinischer Phase III Forschung sollen die möglichen Verbesserungen aus unterschiedlichen Perspektiven beleuchtet werden.

Phase III Studien

Die Entwicklung neuer Medikamente hat insbesondere im ZNS-Bereich in den letzten Jahren deutlich zugenommen und lag 1999 vor allen anderen Medikamentengruppen. Allein in den USA betrug 1999 der Forschungsaufwand 5,6 Mrd US\$ (Abb. 1). Die Medikamentenentwicklung wird tradionell vor der Zulassung in mehrere Abschnitte unterteilt, von denen die Untersuchungsphasen am Menschen mit Ziffern gekennzeichnet sind (Abb. 2). Während in der Phase I der Medikamentenentwicklung an einer kleinen Zahl gesunder Probanden erste Studien zur Verträglichkeit durchgeführt werden, kommen in der Phase II therapeutische Pilotuntersuchungen am Patienten zum Einsatz. Die Phase III umfaßt Studien an einer größeren Zahl von Patienten (1000–5000), um Risiko und Nutzen nach kurz- und langfristigen Behandlungen zu bestimmen. Eine typische Phase III der Medikamentenentwicklung dauert etwa 3–4 Jahre. Von 10000 ursprünglich entwickelten Substanzen erreichen nur etwa 5 das Stadium der klinischen Erprobung und nur eines wird schließlich zugelassen. Für diese Zulassung werden etwa 68 klinische Studien durchgeführt, 1980 waren es noch 30. Auch der Aufwand für die einzelnen Studien ist gestiegen. Im Vergleich zu 1990 hat die Zahl der vorgesehenen Tests pro Studie deutlich zugenommen (Abb. 3).

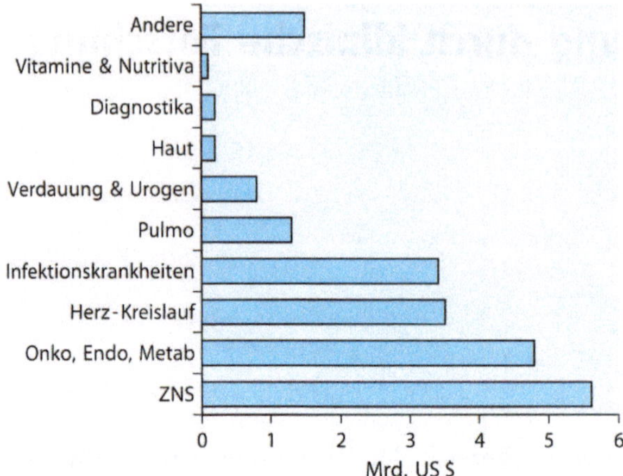

Abb. 1. Ausgaben US-amerikanischer pharmazeutischer Unternehmen 1999 für klinische Forschung

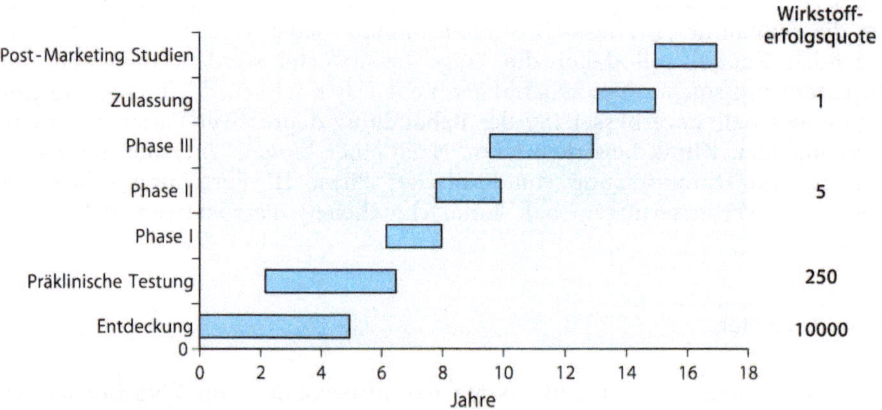

Abb. 2. Medikamentenentwicklung von der Wirkstoffentdeckung bis zur Zulassung

Das Studiendesign einer Phase III Studie hat wesentlichen Einfluß darauf, wer letztendlich von der Studie profitiert. Die Forschung am Menschen unterscheidet grundsätzlich therapeutische von nicht-therapeutischen Studien, obwohl die Differenzierung nicht immer eindeutig und für den Patienten durchschaubar ist (Maio 2000; Vollmann 2000). Phase III Studien sind eigentlich als therapeutische Studien konzipiert. Allerdings ist in den letzten Jahren immer häufiger zu beobachten, daß auch nicht-therapeutische Aspekte aus der Grundlagenforschung mit untersucht werden. Der Grund dafür ist, daß unter kontrollierten Studienbedingungen auch andere wissenschaftliche Fragestellungen besser beantwortet werden können als in einem naturalistischen Setting. Auch besteht die Möglichkeit für einzelne an einer Studie beteiligten Wissenschaftler auf diese Weise die höheren Patientenzahlen und logistischen Vorteile einer multizentrischen Studie zu nutzen. Dabei entstehen durchaus

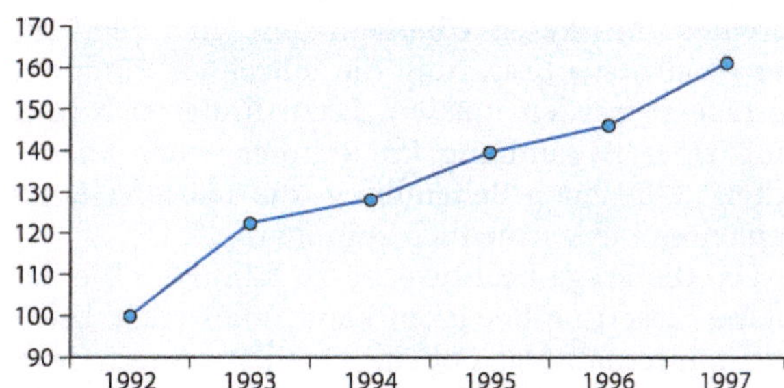

Abb. 3. Zahl der Prozeduren pro Patient in klinischen Studien (in Prozent)

Tabelle 1. Unterschiede zwischen der Behandlung im klinischen Alltag und unter Studienbedingungen. Die Unterschiede sind sehr von den Gegebenheiten einer klinischen Einrichtung abhängig und hier nur exemplarisch dargestellt

Klinische Behandlung	Behandlung unter Studienbedingungen
Diagnose oft intuitiv	Diagnose operationalisiert
Aufklärung meist mündlich in variabler Intensität	Aufklärung ausführlich mündlich und schriftlich mit Dokumentation
individuelle Therapie nach Einschätzung des behandelnden Arztes	standardisiertes Therapieschema für gesamte Patientenkohorte
Therapiedauer individuell zu bestimmen	Therapiedauer meist vorgegeben
Medikamentendosis frei wählbar	Dosis begrenzt wählbar
Medikamentenkombination frei wählbar	Medikamentenkombination eingeschränkt
kaum Qualitätskontrollen der Behandlung	zahlreiche Qualitätskontrollen
selten Kontrolle der Compliance	Compliance wird überprüft
Dokumentation der Behandlung abhängig von den internen Standards, evtl. unstrukturiert	Dokumentation übersichtlich, auf das Wesentliche beschränkt, Verlust der narrativen Komponente
Unerwünschte Arzneimittelwirkungen (UAW) werden meist nicht systematisch abgefragt oder dokumentiert	UAW werden sorgfältig erhoben und dokumentiert
keine Belastung durch fremdnützige Forschung	fremdnützige Forschung kann in vernünftigem Rahmen akzeptabel sein, aber Patient auch überfordern

sinnvolle Kooperationen. Schwierig wird es bei der Beurteilung, inwieweit nicht-therapeutische Forschung dem einzelnen Patienten eine Qualitätsverbesserung verspricht. Dies hängt auch von einer Werteauffassung des betroffenen Menschen ab. Ein denkbarer Effekt nicht-therapeutischer Forschung ist die verbesserte diagnostische Einordnung der Erkrankung, sofern dies einen Einfluß auf die jetzige oder zukünftige Behandlung hat. Andererseits kann eine – leider nicht selten beobachtete – Überfrachtung des Studiendesigns mit fremdnütziger Forschung den an der Studie teilnehmenden Patienten überfordern und frustrieren. Dies gilt insbesondere für depressive Patienten. Zusätzlich ist eine Selektion zugunsten leistungsfähiger Teilnehmer zu befürchten. An diesen Überlegungen wird deutlich, daß für eine Gesamtschau der Qualitätsverbesserung die einzelnen Komponenten einer Phase III Studie betrachtet werden müssen. Dazu findet sich in Tabelle 1 die Gegenüberstellung einer Behandlung im Rahmen einer Phase III Studie und einer „typischen" klinischen Behandlung, die selbstverständlich je nach örtlichen Gegebenheiten unterschiedlich sein kann.

Um die Frage beantworten zu können, ob eine Phase III Studie eine Qualitätsverbesserung bewirken kann, muß auch untersucht werden, ob die Studie selbst international übliche Qualitätsmerkmale erfüllt. Richtlinien dazu finden sich in der Deklaration von Helsinki, den GCP-Empfehlungen (good clinical practice) unterschiedlicher Organe, sowie anderen nationalen Vorschriften wie dem Arzneimittelgesetz (Übersicht in Gawlik et al. 1998). Zur Deklaration von Helsinki sei anzumerken, daß nach dreijähriger Diskussion im Oktober 2000 in Edinburgh eine überarbeitete und nicht unumstrittene Version verabschiedet wurde (World Medical Association 2000, Doppelfeld 2000, Riis 2000). Darin wird unter anderem der Einsatz von Plazebokontrollen in Frage gestellt, wenn es für die Erkrankung schon etablierte Verfahren gibt (§ 29). Außerdem wurde gefordert, daß jeder Studienteilnehmer nach Beendigung der Studie Zugang zu den in der Studie identifizierten besten prophylaktischen, diagnostischen und therapeutischen Methoden haben solle (§ 30).

Eine Veröffentlichung der Untersuchungen auch bei negativem Ergebnis sollte eine Selbstverständlichkeit sein. Der Abschlußbericht wird nach den CONSORT Statements, einer Empfehlung zur Vereinheitlichung der Berichterstattung klinischer Studien (Begg et al. 1997), durchgeführt. Zusätzlich zu den oben genannten Gütekriterien wäre zu wünschen, daß die Verblindung überprüft wird, daß die Dosis der Referenzmedikation adäquat, die Inter-Rater-Reliabilität möglichst hoch und das Patientenkollektiv repräsentativ ist.

Der Einsatz von Plazebo als einem Referenzarm der Studie geschieht aus methodischen Gründen (Streiner 1999). Für den Fall, daß eine zu untersuchende Substanz in ihrer Wirkung mit der Referenzmedikation übereinstimmt, kann nur aufgrund der Ergebnisse des Plazeboarms unterschieden werden, ob beide Substanzen wirksam oder beide unwirksam sind. Die Plazeboresponserate ist bei Depressionsstudien in einigen Patientengruppen hoch (47% in einer kürzlich veröffentlichten Studie; Malt et al. 1999). Möglicherweise ist dies durch eine Selektion der untersuchten Stichprobe zugunsten weniger schwer erkrankter Patienten zu erklären. Es gibt Überlegungen, wie Plazebokontrollen in Studien umgangen (Brody 1997; Temple 1997) oder reduziert (Henn 1997) werden können.

Schließlich ist die Frage der Qualitätsverbesserung aus der Perspektive des teilnehmenden Patienten anders als aus Sicht der Gesamtgruppe der depressiv erkrankten Menschen, die ja von den Forschungsergebnissen profitieren. Auch aus der Sicht anderer an der Studie teilnehmenden Personen (z. B. Behandler) werden sich Verbesserungen für ihre Arbeit ergeben können. Deshalb sollen im folgenden mögliche Vorteile aber auch kritische Aspekte der Auswirkung einer Phase III Studie auf die Depressionsbehandlung erörtert werden. In den begleitenden Tabellen sind die mutmaßlichen Auswirkungen auf die jeweils an einer Phase III Studie beteiligten oder davon betroffenen Personen aufgelistet. Kaum einer der erwähnten Aspekte war bisher selbst

Gegenstand einer wissenschaftlichen Untersuchung. Die Wertigkeit eines jeden Punktes hängt sehr von den individuellen Gegebenheiten ab; die Verallgemeinerung des Effektes ist somit schwierig. Dennoch mag die Liste eine Hilfestellung bei der Überlegung geben, ob die Teilnahme an einer Phase III Studie letztendlich sinnvoll sein kann oder nicht.

Auswirkungen auf die Gesamtgruppe behandlungsbedürftiger depressiver Menschen (gesellschaftlicher Nutzen)

Die Verbesserungen in diesem Bereich (Tabelle 2) sind am deutlichsten erkennbar und vermittelbar. Insbesondere die Reduktion von Nebenwirkungen und Toxizität der modernen Antidepressiva im letzten Jahrzehnt illustriert diese Vorteile (Fritze et al. 1998). In Zukunft werden zusätzliche Fortschritte in Hinblick auf Wirksamkeit und bessere Differentialindikationen der Substanzen erwartet, so daß weitere klinische Forschung gerechtfertigt ist. Letztendlich können auch dem einzelnen an der Studie teilnehmenden Patienten bei späteren Krankheitsrezidiven diese Vorteile zugute kommen; diese Überlegung ist aber von geringer Bedeutung für die anstehende Behandlung.

Auswirkungen auf den teilnehmenden Patienten

Eine Qualitätsverbesserung der Behandlung aus Sicht des betroffenen Patienten wäre erreicht, wenn die Zeitdauer der Erkrankung verkürzt, das Leiden während der Erkrankung verringert oder die Langzeitprognose zum Beispiel durch eine verringerte Rückfallwahrscheinlichkeit verbessert würde. Andere Gesichtpunkte (etwa eine Verbesserung der diagnostischen Meßinstrumente) fallen nur ins Gewicht, wenn dadurch einer der oben genannten Punkte be-

Tabelle 2. Gesellschaftlicher Nutzen von Phase III Studien

Spezieller Aspekt	Verbesserung	Kritische Aspekte
Grundlagenwissen	langfristig zur Verbesserung von Diagnostik und Therapie	
„Medizinischer Fortschritt"	weniger UAW bei vergleichbarer oder verbesserter Wirksamkeit, Anwendung für spezielle Indikationen, Verbesserung der Lebensqualität	Preis
Überprüfung von Medikamenten-Interaktionen	geringeres UAW-Risiko	
UAW-Erfassung	UAW werden nicht mehr stillschweigend akzeptiert, wenn es bessere Alternativen gibt	
Berichte in Laienpresse	bessere Kenntnisse über Erkrankung in Gesellschaft, höhere Akzeptanz, niedrigere Schwelle zur Behandlung bei Betroffenen	überzogene Hoffnungen in „Wundermittel"

Tabelle 3. Mögliche Auswirkungen auf den teilnehmenden Patienten

Spezieller Aspekt	Verbesserung	kritische Aspekte
Randomisierung in Plazebogruppe	evtl. größere Gewichtung von psychotherapeutischen und psychosozialen Maßnahmen	Verzögerung oder Ausbleiben der klinischen Besserung, bei Verschlechterung Studienabbruch
Randomisierung in Verumgruppe	Patient profitiert von neuer Wirksubstanz, wenn diese wirksam und verträglich ist	Patient profitiert nicht, wenn Wirksamkeit oder UAW-Profil schlechter ist als bei Vergleichssubstanzen
Wash-Out Phase	kann diagnostische Einordnung der Erkrankung erleichtern	Behandlungsverzögerung
Zuwendung	zusätzliche personelle und zeitliche Zuwendung hebt Selbstwertgefühl	überfrachteter, ehrgeiziger Prüfplan kann Patient überfordern
UAW-Erfassung	UAWs werden detaillierter und systematischer erfaßt	
Aufklärung	erfolgt schriftlich und meist detaillierter als im klinischen Alltag	
Diagnostik	evtl. präziser und umfangreicher als im klinischen Alltag (z. B. Pharmakogenetik, Bildgebung)	Untersuchungen mit rein fremdnütziger Fragestellung belasten den einzelnen Patienten
bisher unbekannte, auch schwere UAW		können im Rahmen der Erprobung auftreten
Versicherung	Patient ist für das Auftreten von UAW versichert (außerhalb einer Studie nicht)	
Untersuchung der Compliance	Gründe für Non-Compliance können besprochen werden	Patient fühlt sich ggf. kontrolliert
Follow-Up Untersuchung	bessere Langzeitbetreuung	

rührt wird. Zu Beginn einer Phase III Studie ist es unklar, ob mit dem Prüfpräparat tatsächlich eine bessere Medikation zur Verfügung steht, und aufgrund der Randomisierung ist es möglich, daß der Patient „nur" die Vergleichsbehandlung erhält. Somit sollten auch andere Aspekte der Teilnahme an der Studie für den betroffenen Patienten im Hinblick auf ihre Auswirkung auf die Behandlungsqualität betrachtet werden (Tabelle 3).

Grundsätzlich wird aus ethischen Gründen bei therapeutischen Studien immer ein Konflikt bestehen zwischen dem Ausmaß der Vorteile, die ein Patient durch die Studienteilnahme erhält und der Möglichkeit, daß der Patient durch diese Vorteile zur Teilnahme „bestochen" wird. Somit wäre die Freiwilligkeit nicht mehr gewährleistet. Insbesondere trifft dies auf Behandlungen zu, die aus finanziellen Gründen ohne Studienteilnahme überhaupt nicht möglich wären (wie etwa die Behandlung in Schwellenländern, aber auch in den USA). In Deutschland ist bisher eine moderne Depressionsbehandlung im stationären Bereich auch ohne Studienteilnahme in den meisten Fällen gewährleistet.

Aus psychodynamischer Sicht mag die Behandlung durch eine – auch un-beabsichtigte – Aufwertung des Patienten im stationären Alltag im Vergleich zu nicht an der Studie teilnehmenden Mitpatienten beeinflußt sein. Insbesondere die zeitlich und personell intensivere Zuwendung wird bei depressiven Patienten einen positiven Einfluß haben. Allerdings sind diese Faktoren aus methodischen Gründen nur schwer zu erfassen und vermutlich auch nur zu Beginn der Studienteilnahme vorhanden.

Der Einsatz eines Plazeboarms bedeutet aufgrund der hohen Plazeboresponserate bei depressiven Patienten nicht unbedingt eine Verschlechterung der Behandlungsqualität. Voraussetzung für den Einsatz einer Plazebomedikation ist eine genaue Beobachtung und der Studienabbruch bei Non-Response oder gar Verschlechterung. Ein Rückfall könnte unter Umständen die Behandlung verlängern oder auch die Prognose verschlechtern. Zur Frage, ob Studienteilnehmer in Plazeboarmen länger in der Klinik verbleiben, gibt es in Deutschland keine Daten. Da zur modernen Depressionsbehandlung im stationären Bereich neben der Pharmakotherapie auch andere hochwirksame Therapieverfahren zum Einsatz kommen, steht der Patient somit im Falle einer Plazebobehandlung nicht *ohne* Therapie da. Dieser Aspekt ist auch bei der Frage zu berücksichtigen, wer bei einer Plazebobehandlung für die stationären Behandlungskosten aufkommen muß. Ähnliche Überlegungen gelten für die Auswaschphase zu Beginn einer Studie, die eingesetzt wird, um einen „carry-forward" Effekt der vorherigen Medikation zu vermeiden.

Eine erfolgte Qualitätsverbesserung hat nur Bestand, wenn nach Abschluß der Studie keine unverhältnismäßigen Nachteile entstehen. Dazu gehört bei Kurzzeitstudien von wenigen Wochen im Depressionsbereich auch, daß bei einer Remission unter der Studienmedikation nach Studienende (und vermutlich zum Zeitpunkt der Entlassung) nicht eine Medikamentenumstellung erfolgen muß. Statt dessen sollte eine weitere Verabreichung der Studienmedikation zum Beispiel im Rahmen einer ambulanten Langzeituntersuchung möglich sein.

Auswirkungen auf die teilnehmenden Ärzte

Im Rahmen einer Phase III Untersuchung sind die den Patienten behandelnden Ärzte, sowie Prüfärzte und der Prüfleiter direkt involviert. Üblicherweise sind Prüfarzt und behandelnder Arzt nicht identisch. Der Grund dafür ist, daß ein für die Studie freigestellter Studienarzt unbefangener ist, die in der Studie notwendigen Prozeduren besser kennt und mehr Zeit für die Untersuchungen hat. Weiterhin wird die Beziehung zwischen behandelndem Arzt und Patient und damit der Therapieverlauf weniger stark beeinflußt. Es können schließlich die in einer Klinik an der Studie teilnehmenden Patienten von *einem* Studienarzt untersucht werden.

In der Praxis kommt es aber durchaus vor, daß Studienarzt und Therapeut eine Person sind. Auch hier sind Vorteile gegeben: Die Beurteilung geschieht aufgrund intensiverer Kenntnisse des Patienten und basiert auf Längsschnittbeobachtungen. Es besteht eine bessere Vertrauensbasis. Allerdings ist zu beachten, daß mit steigender Anzahl von Studienärzten in einer Klinik auch die

Tabelle 4. Auswirkungen auf den teilnehmenden Prüfarzt

Spezieller Aspekt	Verbesserung	Kritischer Aspekt
Kooperation	Durch Zusammenarbeit mit anderen Zentren und Forschungsabteilungen entsteht Erfahrungsaustausch	
Grundlagenwissen	Verbesserung des Wissens über die Erkrankung mit Verlauf und Therapie, sowie Pharmakokinetik und -dynamik	
Standardisierte Diagnostik (Test- und Laborverfahren)	Verbesserung der Prozeßqualität	
Dokumentation	Verbesserung der Prozeßqualität	Arbeitsüberlastung, wenn entsprechende zeitliche Ressourcen nicht vorhanden sind
UAW-Erfassung	Aufmerksamkeit bezüglich UAW geschärft	
Aufklärung	detaillierte und dokumentierte Aufklärung, die im klinischen Alltag oft zu kurz kommt	

Tabelle 5. Auswirkungen auf den klinischen Leiter der Studie

Spezieller Aspekt	Verbesserung	Kritischer Aspekt
Grundlagenwissen	Verbesserung des Krankheitsverständnisses und Therapiewissens	durch Zeitaufwand ggf. Vernachlässigung anderer Bereiche
Fortbildung	strukturierte Präsentation der aktuellen Forschungsergebnisse, Einladung externer Experten	s. o.
Zentrenvergleich	Verbesserung der Prozeßqualität	

Inter-Rater-Reliabilität abnimmt und logistische Probleme entstehen können. Weiterhin ist eine Beeinflussung der Therapieresultate im Sinne des gewünschten Ergebnisses wahrscheinlicher.

Abhängig von den obigen Überlegungen sind bei einem Prüfarzt (und in geringerem Maße auch bei einem Prüfungsleiter) „spin-off" Effekte bei der Durchführung einer Phase III Studie zu vermuten; eine Darstellung im Detail findet sich in Tabelle 4 und 5. Diese Qualitätsverbesserungen kommen mittelbar sowohl dem teilnehmenden als auch allen nach Abschluß der Studie in der Klinik behandelten Patienten zugute, sind aber kaum meßbar.

Tabelle 6. Mögliche Auswirkungen auf den Träger der an einer Studie beteiligten Klinik

Spezieller Aspekt	Verbesserung	Kritischer Aspekt
Finanzen	wenn finanzieller Spielraum vorhanden ist, können auch andere Bereiche von Studien profitieren (z. B. Finanzierung einer wissenschaftlichen Hilfskraft oder einer „research nurse")	wenn Finanzrahmen zu eng ausgelegt ist, werden Ressourcen aus dem klinischen oder anderen Bereichen abgezogen
„Publicity"	Innovatives Image	evtl. Vorbehalte gegenüber experimentellen Studien in der Psychiatrie

Auswirkungen auf den Träger

Ob sich auch Auswirkungen auf den Träger der an der Studie teilnehmenden Klinik finden, ist spekulativ. Eine Auflistung möglicher Effekte findet sich in Tabelle 6.

Zusammenfassung

Die Teilnahme an einer Phase III Studie wird letztendlich vom Patienten selbst aufgrund seiner Wertemaßstäbe und seiner *subjektiven* Einschätzung von Risiko und Nutzen getroffen. Eine *objektive* Qualitätsverbesserung der Depressionsbehandlung bei Durchführung einer derartigen Studie läßt sich nur nach Prüfung des Studiendesigns und der örtlichen Gegebenheiten entscheiden. Dabei sollte berücksichtigt werden, daß einige Verbesserungen nicht direkt meßbar sind, sich aber sowohl kurz- als auch langfristig auf die Arbeit mit den betroffenen Patienten auswirken können.

Literatur

Begg C, Cho M, Eastwood S, Horton R, Moher D, Olkin I, Pitkin R, Rennie D, Schulz KF, Simel D, Stroup DF (1996) Improving the quality of reporting of randomized controlled trials. The CONSORT statement. JAMA 276:637–639

Brody BA (1997) When are placebo-controlled trails no longer appropriate? Controlled Clin Trials 18:602–612

Doppelfeld E (2000) Weltärztebund: Probe für die Glaubwürdigkeit. Dt Ärzteblatt 97:1587–1592

Fritze J, Möller H-J, Beckmann O, Benkert M, Gastpar M, Kasper S, Müller-Oerlinghausen B, Naber D, Rüther E (1998) Innovationen in der Psychopharmakotherapie – Folgen für die Versorgung; Stellungnahme der Arbeitsgemeinschaft für Neuropsychopharmakologie und Pharmakopsychiatrie (AGNP). Psychopharmakotherapie 5/3:93

Gawlik CS, Abholz HH, Burkhard BB, Gaus W, Köbberling J, Sehrt-Ricken UM (1998) Beurteilung klinischer Therapiestudien. Mindeststandards für den Arbeitsalltag. Dt Ärzteblatt 95:1155–1160

Henn FA, Lader M (1997) Medication-free research with schizophrenic patients. A European perspective. Arch Gen Psychiatry 54:412–413

Maio G (2000) Zum Nutzen des Patienten. Ethische Überlegungen zur Differenzierung von therapeutischen und nichttherapeutischen Studien. Dt Ärzteblatt 97:3242–3246

Malt UF, Robak UH, Madsbu HP, Bakke O, Loeb M (1999) The Norwegian naturalistic treatment study of depression in general practice (NORDEP) – I: randomised double blind study. BMJ 318:1180–1184

Riis P (2000) Perspectives on the fifth revision of the Declaration of Helsinki. JAMA 284:3045–3046

Streiner DL (1999) Placebo controlled trials: when are they needed? Schizophr Res 35:201–210

Temple RJ (1997) When are clinical trials of a given agent vs. placebo no longer appropriate or feasible? Controlled Clin Trails 18:613–620

Vollmann J (2000) „Therapeutische" versus „nicht-therapeutsche" Forschung – eine medizinethisch plausible Differenzierung? Ethik in der Medizin 12:65–74

World Medical Association (2000) Declaration of Helsinki. Ethical Principles for Research involving human subjects. JAMA 284:3043–3045

KAPITEL 11

Qualitätsmanagement durch klinische Forschung in der Phase IV   11

M. LINDEN

Wissenschaftliche Fragestellungen in der Phase IV der Therapieevaluation

Es ist eine der ältesten pharmakologischen Einsichten, daß „jedes Kraut Gift wie Heilmittel sein kann" in Abhängigkeit davon, wie es angewendet wird. Insofern ist ein Arzneimittel ein Pharmakon in der Hand eines Arztes und Patienten. Dies gilt auch in der modernen Arzneimitteltherapie. Die Kosten-Nutzen-Bilanz einer Arzneimittelverordnung ist die Resultante aus dem pharmakologischen Profil des Arzneimittels in Verbindung mit der Art seiner Anwendung, d.h. Indikationsstellung, Zeitverlauf und Höhe der Dosierung, Überwachungsmodalitäten oder Therapiedauer. In der Art der Anwendung des Arzneimittels liegt entsprechend auch der wesentliche Unterschied zwischen sogenannten „kontrollierten Studien der Phase III oder IV" einerseits und der Routineanwendung bzw. „Feldstudien der Phase IV" andererseits (Linden 1997a). Während in kontrollierten Studien das Therapieregime durch das Design festgelegt wird, wird dasselbe Arzneimittel unter Routinebedingungen an andere Patienten, in wechselnden Dosierungen, mit anderen Zeitvorgaben, in anderen Kombinationen verordnet. Es ist daher eine wesentliche Frage der Phase IV der Therapieevaluation wie ein Arzneimittel von wem, bei wem, unter welchen Rahmenbedingungen angewendet wird und welche Konsequenzen dies im positiven wie negativen Sinne hat.

Im Sinne des Qualitätsmanagements in der Pharmakotherapie ist also zu prüfen, ob die pharmakologischen Eigenschaften eines Arzneimittels unter epidemiologischer Betrachtung im Routinefall eine ordnungsgemäße und unbedenkliche Anwendung ermöglichen, oder ob mit Anwendungsvarianten gerechnet werden muß, die das Kosten-Nutzen-Verhältnis dieses Arzneimittels zum Negativen hin verschieben. Es geht dabei also zugleich auch um das Verständnis ärztlichen Handelns und darum, Probleme mit der Verschreibung eines Arzneimittels zu identifizieren, damit Maßnahmen ergriffen werden können, um seine Anwendung zu verbessern. In einem weiteren Schritt ist dann auch zu untersuchen, inwieweit solche Qualitätssicherungsmaßnahmen ihr Ziel erreichen. In der Phase-IV-Forschung ist also wesentlich der Anwender, d.h. der verordnende Arzt Untersuchungs- und Beobachtungsziel.

In der Folge sollen einige typische Problemstellungen der Phase-IV-Forschung und der wissenschaftlich fundierten Qualitätssicherung unter Routinebehandlungsbedingungen dargestellt werden. Die Beispiele kommen aus dem Bereich der Psychopharmakotherapie, sie sind jedoch ebenso auf alle anderen Bereiche der Arzneimittelanwendung übertragbar. Die Tatsache, daß man sich im Bereich der Psychopharmakotherapie sehr frühzeitig mit dem Problem der Arzneimittelanwendung befaßt hat, ist darin begründet, daß diese Medikamente mehr und früher als andere wegen Fehlanwendungen in die öffentliche Kritik gekommen sind (Heinrich et al. 1989). Des weiteren gilt, daß die Untersuchung der Arzneimittelanwendung u. a. auch eine Befassung mit psychologischen Therapieentscheidungsprozessen erforderlich macht. Die Psychologie der Arzneimittelverordnung (Linden 1994) ist somit ein Thema, das Psychiatern als einer psychologisch geschulten medizinischen Disziplin vertrauter sein mag als Pharmakologen oder Vertretern anderer medizinischer Disziplinen.

Die Indikationsstellung von Arzneimitteln

Eine erste Fragestellung der Phase-IV-Forschung ist, bei welchen Indikationen Arzneimittel unter Routinebedingungen eingesetzt werden. Anwendungen außerhalb zugelassener Indikationen sind dabei von besonderer Bedeutung. Es ist dann weiter zu prüfen, welche Konsequenzen aus evtl. Anwendungsbesonderheiten zu ziehen sind, was nicht nur eine wissenschaftliche Frage ist, sondern ebenso die Aufsichtsbehörde oder den Hersteller angeht.

Ein typisches Beispiel für eine solche Problemlage stellen die Neuroleptika dar. Neuroleptika sind geprüft und primär zugelassen für die Behandlung schizophrener Erkrankungen. Untersuchungen zum Verordnungsspektrum von Neuroleptika zeigen jedoch, daß tatsächlich 80% der entsprechenden Arzneimittel in anderen Indikationen eingesetzt werden (Linden u. Thiels 2001). Fast die Hälfte der Neuroleptika werden an Menschen über 65 verordnet. Es gibt jedoch nur unzureichende Arzneimittelprüfungen zu den positiven wie negativen Wirkungen von Neuroleptika bei der Behandlung alter Menschen, bei der Behandlung von hirnorganischen Unruhezuständen oder bei der Behandlung von psychoneurotischen Störungen in jüngeren Lebensaltern.

Als Konsequenz solcher pharmakoepidemiologischer Daten sind Hersteller zu verpflichten zu klären, wie es zu diesem Verordnungsverhalten kommt, wenn dies, wie es z. B. für die Neuroleptika gilt, immerhin 80% des Verordnungsvolumens betrifft. Aus der Tatsache, daß ein Arzneimittel in erweiterten Indikationsspektren eingesetzt wird, kann nicht geschlossen werden, daß es in diesen erweiterten Indikationen wirksam und unbedenklich ist, selbst wenn entsprechende Arztratings dies nahezulegen scheint. Eine solche Aussage benötigt das Therapieexperiment, d. h. zusätzliche kontrollierte klinische Studien.

Medikationswahl

Die Kosten-Nutzen-Bilanz eines Arzneimittels ist nicht nur von den Eigenschaften des jeweils zur Frage stehenden einzelnen Arzneimittels abhängig, sondern wesentlich auch von den zur Verfügung stehenden Alternativen. Ist ein Arzneimittel die einzige Behandlungsalternative, dann ist das Wirkungs-

wie Nebenwirkungsprofil anders zu bewerten als wenn es Alternativen gibt, die wirksamer sind und weniger oder andere Nebenwirkungen haben. Ein solcher relativer Kosten-Nutzen-Vergleich kann sowohl für Arzneimittelklassen an sich von Bedeutung sein, wie für die Arzneimittelwahl im Einzelfall. Von daher ist es eine Aufgabe der Phase-IV des Arzneimittelevaluationsprozesses zu untersuchen, welche Arzneimittelkonkurrenz oder -substitution besteht.

Ein praktisch relevantes und theoretisch interessantes Beispiel hierfür ist die Substitution von Benzodiazepinverordnungen durch andere Psychopharmaka (Linden u. Gothe 1993). Betrachtet man die Verordnungshäufigkeiten der angesprochenen Substanzklassen über die Jahre hin, dann sieht man eindeutig gegenläufige Trends. In dem Maße, in denen Benzodiazepinverordnungen zurückgehen, nehmen die Verordnungen von Neuroleptika, Antidepressiva und Phytopharmaka zu. Bezogen auf Verordnungseinheiten sprechen die Zahlen dafür, daß jede unterlassene Benzodiazepinverordnung nicht zu einer Nichtverordnung, sondern statt dessen zur Verordnung beispielsweise von Neuroleptika oder Antidepressiva führt.

Dosierung

Sowohl Haupt- wie Nebenwirkungen eines Arzneimittels hängen wesentlich von der Dosierung ab. Hierbei sind die Initialdosis, der Aufdosierungsgradient, die durchschnittliche Tagesdosis wie auch die Maximaldosis ggf. gesondert zu betrachten. Jeder dieser Parameter kann danach bewertet werden, inwieweit er den gängigen Dosierungsempfehlungen entspricht. Es ist aber auch möglich, empirisch auf der Basis der erhobenen Befunde die Dosierung in Beziehung zu setzen zum Erkrankungsstatus einerseits, wie zum Behandlungsergebnis andererseits und damit zu prüfen, welche Konsequenzen ein eventuelles Abweichen von Behandlungsstandards hat.

Ein Beispiel für Untersuchungen des Dosierungsverhaltens zeigen Daten aus einer Untersuchung zu dem trizyklischen Antidepressiva Doxepin (Linden et al. 2000a). Für trizyklische Antidepressiva gilt als Standard eine Tagesdosis von 150 mg/d. Es fand sich, dass die mittlere Tagesdosis stattdessen nur 72 mg/d betrug. Dieses Ergebnis, das auch mit Untersuchungen zu anderen Antidepressiva übereinstimmt, führt beispielsweise zu der Frage, inwieweit die üblichen Dosierungsempfehlungen aus kontrollierten Studien auf den Routineanwendungsfall zu übertragen sind und welche Faktoren ein solches Abweichen von geltenden Standards erklären können. In der genannten Untersuchung fanden sich beispielsweise klare Zusammenhänge mit der Erkrankungsschwere.

Einhaltung von Überwachungsmodalitäten

Viele Arzneimittel können Nebenwirkungen auch ernsthafter Art hervorrufen, die jedoch vermeidbar sind, wenn ärztlicherseits die diesbezügliche Überwachung konsequent erfolgt. Dies gilt beispielsweise für die Früherkennung von tardiven Dyskinesien bei Neuroleptika, für Schilddrüsen- oder Nierenschäden bei Lithium oder Blutbildschäden bei einer Reihe sonstiger Substanzen. Die Durchführung oder auch Durchführbarkeit entsprechender Überwachungsmaßnahmen stellt somit einen wichtigen Faktor der Arzneimittelsicherheit dar und beeinflußt damit auch wesentlich die Kosten-Nutzen-Bilanz eines Arzneimittels. Unter den Bedingungen einer kontrollierten Arzneimittelprüfung sind derartige Überwachungsmaßnahmen durch das Design vorgeschrieben. Art und Umfang der in kontrollierten Studien durchgeführten Überwachungsmaßnahmen kann, unter den Bedingungen der Routinepraxis, in aller Regel jedoch alleine schon aus Kostengründen nicht durchgeführt werden.

So gibt es beispielsweise bei einer Reihe von Antidepressiva oder Neuroleptika in den Packungsbeilagen die Empfehlung und z. T. sogar die Vorschrift, in der initialen Behandlungsphase engmaschige Blutbildkontrollen durchzuführen. In einer Untersuchung zu Mianserin (Reimitz 1994) wurden die Behandler gebeten, Datum und Ergebnis der letzten Blutbildkontrolle anzugeben. Es stellte sich heraus, daß in der überwiegenden Zahl der Fälle keine Blutbildkontrolle vorlag. Die Frage ist, welche Konsequenzen aus solchen Befunden zu ziehen sind. Es können undurchführbare Vorschriften geändert werden, oder die regulatorischen und materiellen Voraussetzungen dafür geschaffen werden, daß getan werden kann, was getan werden muß.

Dauer der Behandlung

Die Dauer der Arzneimittelanwendung kann wesentlich sowohl über den Therapieerfolg wie auch über die Nebenwirkungsbelastungen von Patienten entscheiden. Behandlungen können zu früh beendet werden, womit dann ein Behandlungserfolg in Frage gestellt sein kann, Behandlungen können jedoch auch unangemessen lange durchgeführt werden, was zu einer unnötigen Arzneimittel- und ggf. auch Nebenwirkungsbelastung des Patienten führen kann.

Ein Beispiel für eine medizinisch diskussionswürdige frühzeitige Behandlungsbeendigung fand sich in mehreren Untersuchungen (Linden et al. 2000a) zu Fluoxetin. 32,9% der von Allgemeinärzten eingeleiteten Behandlungen bzw. 48% der nervenärztlichen Verordnungen wurden innerhalb der ersten 6 Behandlungswochen bereits wieder abgesetzt. Dies ist eine klinisch durchaus relevante Frühabbrecherrate, die im Widerspruch zu allen einschlägigen Behandlungsempfehlungen steht. Allerdings fanden sich hierfür durchaus interessante Erklärungen, wie z. B. Frühresponse, Nebenwirkungen oder ausbleibende Therapieerfolge.

Ein Beispiel für eine auffallend lange Behandlungsdauer zeigte eine Untersuchung zur Benzodiazepinverordnung in Allgemeinarztpraxen (Geiselmann u. Linden 1991). Es fand sich im Durchschnitt eine Behandlungsdauer von 11 Jahren. Dies steht im Widerspruch zu einschlägigen Therapieempfehlungen. Eine wissenschaftliche Klärung der Kosten-Nutzen-Bilanz solcher Behandlungen kann als eine Aufgabe der Hersteller im Rahmen ihrer Produkthaftung angesehen werden.

Die Untersuchung therapeutischer Wirkungen

Ob eine Substanz eine therapeutische Wirkung hat, die über einen Placeboeffekt hinaus geht, kann nur im Therapieexperiment, d.h. der kontrollierten klinischen Arzneimittelprüfung untersucht werden. Felduntersuchungen können jedoch überprüfen, ob die im kontrollierten Therapieversuch nachgewiesene Wirkung unter den variablen Rahmenbedingungen der Routinetherapie noch weiterhin Bestand hat, oder sich unter Feldbedingungen als nicht stabil herausstellt. Auf diesem Hintergrund ist es sinnvoll zu prüfen, ob das Niveau und das Ausmaß einer klinischen Veränderung im Verlauf einer nicht kontrollierten Routienbehandlung dem entspricht, was aus kontrollierten Studien als Erwartungswert vorgegeben ist, wie dies für eine Untersuchung zu Fluoxetin möglich war (Linden 1998). Die Aussagen aus solchen Vergleichen können dann lauten, daß die im kontrollierten Therapieversuch nachgewiesene Wirkung in ähnlicher Weise auch unter Feldbedingungen nachweisbar ist. Liegt für eine Substanz jedoch kein entsprechender Wirksamkeitsnachweis vor, dann dürfen beobachtete Veränderungen im Zeitverlauf nicht als Wirkungsbeleg genommen werden, da sie ebenso gut Placeboeffekte sein könnten.

Neben der Frage nach der grundsätzlichen therapeutischen Wirkung, ist die viel interessantere wissenschaftliche Frage, welche Faktoren welchen Anteil an der Varianzaufklärung therapeutischer Wirkungen haben. In einer Untersuchung zur Frage, ob die therapeutische Wirkung eines Antidepressivums bei alten und multimorbiden Patienten anders ist als bei jungen Patienten, konnte gezeigt werden, daß Unterschiede bestehen, dass diese jedoch keine klinische Relevanz haben (Linden 1997b). Die wichtige Schlußfolgerung war, daß somatische Multimorbidität und Alter kein Grund sind, eine depressive Erkrankung nicht konsequent mit einem Antidepressivum zu behandeln und daß auch unter diesen Rahmenbedingungen vergleichbare Effekte zu erwarten sind, wie in jüngeren Lebensaltern.

Nebenwirkungen

Die Erfassung von Nebenwirkungen in kontrollierten Studien im Sinne des Ereignis-Erfassungssystems zielt darauf ab, eine möglichst vollständige Erfassung unerwünschter Wirkungen zu erhalten. Als Resultat findet sich eine deutliche Überschätzung der Nebenwirkungsraten, wie die Nebenwirkungsprofile der in solchen Studien mit Placebo behandelten Patienten zeigen (Baier u. Linden 1993). Felduntersuchungen müssen in der Folge klären, welche Nebenwirkungsprofile unter Routinebedingungen zu erwarten sind und klinische Relevanz sie haben. Die auf diese Art gewonnenen Nebenwirkungsprofile können sich, in quantitativer wie qualitativer Hinsicht, von den aus kontrollierten Studien bekannten Nebenwirkungsprofilen unterscheiden (Linden 1993). Die Grundrate ist in aller Regel deutlich niedriger. Die hier gefundenen Zahlen sollten an die behandelnden Ärzte als die für die Routinetherapie geltenden Erwartungswerte rückgemeldet werden. Sie sollten auch die Basis sein für die Gewichtung von Nebenwirkungen, die im Beipackzettel genannt werden, um den Patienten eine realistische Einschätzung der Behandlungsrisiken zu ermöglichen.

Untersuchungen an ausgewählten Arzt- und Patientengruppen

Wenn eingangs dargelegt wurde, daß die Arzneimittelanwendung eine Eigenschaft des Anwenders ist, dann ergibt sich daraus auch, daß Anwendungsunterschiede zwischen verschiedenen Arztgruppen, Patientengruppen oder Regionen zu untersuchen sind. Es ist in der Literatur ein lange beschriebenes Phänomen, daß sich erhebliche Unterschiede im Verordnungsverhalten beispielsweise zwischen Arztgruppen oder auch Regionen finden lassen (Linden et al. 1999). Dies betrifft nicht nur die Verordnungswahl. So konnte z. B. in einer indikationsbezogenen Verordnungserhebung gezeigt werden, daß zwei Jahre nach dem Fall der Mauer in Ost- und Westberlin, ein unterschiedliches Arzneimittelspektrum von Allgemeinärzten für die Behandlung von Depressionen und Angst eingesetzt wurde (Achberger et al. 1999). Während sogenannte Phyto-Psychopharmaka nahezu ausschließlich in den westlichen Stadtteilen Verwendung fanden, war in den östlichen ein signifikant höherer Einsatz von Benzodiazepinen zu beobachten.

Ebenso bedeutungsvoll wie die Untersuchung regionaler Unterschiede ist die Beobachtung verschiedener Arztgruppen oder Behandlungssettings. In einem Vergleich niedergelassener Allgemeinärzte mit Nervenärzten fand sich, daß die Responderrate bei der Behandlung depressiver Störungen mit Antidepressiva bei allgemeinärztlichen Patienten deutlich höher war als bei nervenärztlichen Patienten und daß gleichzeitig aber bei den Allgemeinärzten eine geringere Nebenwirkungsrate gefunden wurde (Dittmann et al. 1997; Linden et al. 2000b). Partiell läßt sich dies dadurch erklären, daß bei den Allgemeinärzten signifikant häufiger Ersterkrankungen behandelt wurden, während Nervenärzte eher chronische und rezidivierende Verläufe behandelten, die zudem auch eine sehr viel höhere psychopharmakologische Co-Medikationsrate hatten. In gleicher Weise waren in einer vergleichenden Untersuchung von ambulanter und stationärer psychiatrischer Therapie vielfache Unterschiede bezüglich der Patienten wie der Therapiedurchführung nachweisbar (Linden et al. 2001). Aus solchen Befunden ist abzuleiten, daß Angaben über Wirkungs- und Nebenwirkungsraten für ein Arzneimittel nicht global, sondern anwender- und anwendungsortbezogen gemacht werden müssen.

Versorgungsforschung

In den bislang besprochenen Fragestellungen und Untersuchungsansätzen der Phase-IV-Forschung war das Arzneimittel Ausgangspunkt der wissenschaftlichen Überlegungen. In gleicher Weise kann jedoch auch von Erkrankungen oder besonderen Behandlungsproblemen ausgegangen werden um zu fragen, wie von wem eine bestimmte Erkrankung behandelt wird. Bei einem solchen Untersuchungsansatz ist das Arzneimittel nur noch insofern Beobachtungsgegenstand, wie es Teil eines Gesamtbehandlungsplanes ist. Eine solche indikationsbezogene therapieepidemiologische Studie ist auch bei pharmakoökonomischen Fragestellungen als Methode der Wahl anzusehen.

Zum Beispiel fand sich bei Untersuchungen im Rahmen der Berliner Altersstudie zur psychopharmakologischen Behandlung depressiver Störungen bei Hochbetagten (Helmchen et al. 1999), daß nur 4% der Depressiven ein Antidepressivum bekamen, jedoch 40% ein Benzodiazepin. Andererseits erhielten Depressive im Durchschnitt 8 Arzneimittel im Vergleich zu 5,2 bei Nicht-Depressiven. Solche Befunde können Anlaß sein, die Frage nach Unter- und Fehlbehandlungen zu stellen.

Schlußfolgerungen

Die Qualitätssicherung in der Psychopharmakologie, wenn nicht in der Medizin an sich, wurde zu lange als rein edukatives und administratives Problem angesehen. Behandlungsrichtlinien, die von Fachkommissionen am sogenannten grünen Tisch entworfen und für die tägliche Praxis als verbindlich erklärt wurden sollten das Problem lösen. Die vorgenannten Daten wie auch grundsätzliche wissenschaftliche Überlegungen zum „Medical Decision Making" (Linden 1994) zeigen jedoch, daß noch zuwenig von den handlungsleitenden Prozessen verstanden wird, die zu Therapieentscheidungen unter Routinebedingungen führen. Diesbezüglich ist noch erhebliche Grundlagenforschung zu leisten. Die therapeutische Qualitätssicherung muß zunächst einmal ihre eigene Qualität sichern.

Literatur

Achberer M, Linden M, Benkert O (1999) Psychological distress and psychiatric disorders in primary health carepatients in East and WEST Germany one year after the fall of the Berlin wall. Soc Psychiat Epidem 34:195–201
Baier D, Linden M (1993) Der Einfluß des Untersuchungsdesigns auf das Verträglichkeitsprofil antidepressiver Substanzen. In: Steinberg R (Hrsg) Praktische Psychiatrie. RIMA in der antidepressiven Therapie. MMV Medizin Verlag, München, S 65–73
Dittmann RW, Linden M, Osterheider M, Schaaf B, Ohnmacht U, Weber HJ (1997) Antidepressant drug use: Differences between psychiatrists and general practitioners. Pharmacopsychiatry 30:28–34
Geiselmann B, Linden M (1991) Prescription and intake patterns in long-term and ultra-long-term benzodiazepine treatment in primary care practice. Pharmacopsychiatry 24:55–61
Heinrich K, Linden M, Müller-Oberlinghausen B (1989) Werden zu viele Psychopharmaka verbraucht? Methoden und Ergebnisse der Pharmakoepidemiologie und Phase-IV-Forschung. Thieme, Stuttgart
Helmchen H, Baltes MM, Geiselmann B, Kanowski S, Linden M, Reischies FM, Wagner M, Wernicke T, Wilms HU (1999) Psychiatric illnesses in old age. In: Baltes PB, Mayer KU (eds) The Berlin aging study. Aging from 70 to 100. Cambridge University Press, Cambridge, pp 167–196
Linden M (1993) Differences in adverse drug reactions in phase III and phase IV of the drug evaluation process. Psychopharmacology Bulletin 29:51–56
Linden M (1994) Therapeutic standards in psychopharmacology and medical decision-making. Pharmacopsychiatry 27:41–45
Linden M (1997a) Phase IV research and drug utilization observation studies. Pharmacopsychiatry 30:1–3

Linden M (1997b) Die Behandlung geriatrischer Patienten mit Fluoxetin. Psychopharmakotherapie 4:39–42
Linden M (1998) Die Beobachtung der Arzneimittelanwendung. Wissenschaftliche Fragen im Rahmen von Anwendungsbeobachtungen. In: Hönig R, Eberhardt R, Kori-Lindner C, Langen M (Hrsg) Anwendungsbeobachtung. Qualitätsstandards, praktische Durchführung, Beitrag zur Arzneimittelsicherheit und Nachzulassung. Habrich, Berlin, S 147–166
Linden M, Gothe H (1993) Benzodiazepine substitution in medical practice. Analysis of pharmacoepidemiological data based on expert interviews. Pharmacopsychiatry 26:107–113
Linden M, Thiels C (2001) Epidemiology of prescriptions for neuroleptic drugs: Tranquilizers rather than antipsychotics. Pharmacopsychiatry (in press)
Linden M, Lecrubier Y, Bellantuono C, Benkert O, Kisely S, Simon G (1999) The prescribing of psychotropic drugs by primary care physicians: An international collaborative study. Journal of Clinical Psychopharmacology 19:132–140
Linden M, Gothe H, Dittmann RW, Schaaf B (2000a) Early termination of antidepressant drug treatment. Journal of Clinical Psychopharmacology 20:523–530
Linden M, Ahrens B, Schotte K, Golde J (2000b) Der Einfluß von Richtlinienempfehlungen auf die Niedrigdosierung trizyklischer Antidepressiva am Beispiel von Doxepin. Psychopharmakotherapie 7:75–79
Linden M, Ludewig K, Munz T (2001) Depressive Erkrankungen und antidepressive Therapie im Vergleich von Nervenarztpraxis und psychiatrischer Klinik. Ergebnisse aus einer Anwendungsbeobachtung zu Venlafaxin. Der Nervenarzt 72:521–528
Reimitz PE (1994) Erste Erfahrungen mit den neuen AGNP-Empfehlungen im Rahmen einer Mianserin-Anwendungsbeobachtungen. Vortrag beim Symposium der AGNP zum Thema Anwendungsbeobachtungen, Berlin

Kapitel 12

Auswahl eines Antidepressivums unter dem Aspekt des Qualitätsmanagements

12

W. E. Müller

Kriterien bei der Wahl des einzusetzenden Antidepressivums

Zur Therapie depressiver Erkrankungen stehen heute bei uns mehr als 20 Antidepressiva zur Verfügung, die über sehr unterschiedliche biochemische Wirkmechanismen letztlich sehr ähnliche antidepressive Effekte beim Patienten auslösen (Tabelle 1, Leonard 1996; Maj et al. 1995). Die Tatsache einer eher ähnlichen antidepressiven Effizienz schlägt sich auch in den aktuellen Kriterien für die Auswahl eines Antidepressivums nieder (Tabelle 2), wo der biochemische Wirkungsmechanismus keine große Rolle spielt. Erst wenn der Patient auf ein Medikament mit einem bestimmten biochemischen Wirkungsmechanismus nicht angesprochen hat, wird man dies bei der Wahl des nächsten Medikamentes dahingehend berücksichtigen, daß man versuchen wird, eine Substanz mit einem anderen Wirkungsmechanismus einzusetzen. Relativ eindeutige initiale Wirkungsmechanismen haben die spezifischen Serotonin-Wiederaufnahmehemmer auf der einen Seite und die spezifischen Noradrenalin-Wiederaufnahmehemmer auf der anderen Seite. Eine Alternative ist hier der duale Wiederaufhemmer Venlafaxin. Sehr viel schwieriger wird es schon bei allen tri- und tetrazyklischen älteren Substanzen, die meist neben der Aufnahmehemmung noch sehr unterschiedliche Rezeptorprofile zeigen, aber auch bei den neuen Substanzen Mirtazapin und Nefazodon, die neben ihrem eigentlichen Wirkungsmechanismus (a_2-Blockade bzw. Serotonin-Wiederaufnahmehemmung und 5-HT_2-Blockade) noch eine Reihe von Neurorezeptoren antagonisieren. Eine weitere Rolle spielt der initiale Wirkungsmechanismus für die Wahl eines Antidepressivums (Tabelle 1) auch bei den unerwünschten Arzneimittelwirkungen, da aus dem primären Wirkungsmechanismus auch eine Reihe von Nebenwirkungen erklärt werden können (Tabelle 3).

Von der früher üblichen Klassifikation der Antidepressiva nach unterschiedlichen Wirkprofilen ist heute im wesentlichen die Differenzierung nach vorhandener oder nicht vorhandener zusätzlicher Sedierung übrig geblieben (Abb. 1). Dies kann bei der initialen Wahl eines Antidepressivums eine Rolle spielen, wofür sehr deutlich sedierende und praktisch nicht sedierende Substanzen zur Verfügung stehen. Während in der Initialphase der Behandlung eine zusätzliche Sedierung häufig erwünscht sein kann, sollte man allerdings immer bedenken, daß die Sedierung spätestens nach deutlicher Verbesserung der depressiven Symptomatik eindeutig immer mehr den Charakter einer Nebenwirkung annimmt und dann in erheblichem Maß complianceminderd wirken kann. Dies gilt vor allen Dingen auch unter Berücksichtigung der Tat-

Tabelle 1. Biochemische Profile wichtiger älterer tri- und tetrazyklischer Antidepressiva und der neueren SSRI sowie von Venlafaxine, Mirtazapin) Reboxetin und Nefazodon. Inhibitionskonstanten für die Wiederaufnahmehemmung von Noadrenalin (NA) und Serotonin (5-HT) beziehen sich auf Rattenhirn-Synaptosomen und die Hemmkonstanten für spezifische Ligandenbindung an den Histamin-H_1, den Muskarin (M), den a_1- und a_2-Adrenozeptoren und an den 5-HT_2-Rezeptor beziehen sich auf Untersuchungen an humanem Hirnmaterial (nach Müller 2000). Kleine Hemmkonstanten bedeuten, daß die Substanz schon in niedrigen Konzentrationen mit dem jeweiligen System interagiert

Inhibitionskonstanten (nmol/l)							
Substanz	NA-Aufnahme	5-HT-Aufnahme	H_1	M	a_1	a_2	5-HT_2
Amitriptylin	14	84	1	10	24	940	18
Clomipramin	28	5	31	37	38	>1000	54
Desipramin	0,6	180	60	66	100	>1000	350
Dosulepin	34	110	3,6	25	470	2400	258
Doxepin	18	220	0,2	23	24	>1000	27
Imipramin	14	41	37	46	32	>1000	150
Lofepramin	2	2400	2	76	100	2700	200
Maprotilin	7	>1000	2	570	90	>1000	120
Mianserin	42	>1000	0,4	820	34	73	7
Nortriptylin	2	154	6	37	55	>1000	41
Trazodon	5000	190	350	≫1000	36	490	7
Trimipramin	510	>1000	0,3	58	24	680	32
Viloxazin	170	>1000	>1000	≫1000	≫1000	>1000	>1000
Citalopram	>1000	1	470	>1000	>1000	>1000	>1000
Fluoxetin	143	14	>1000	590	>1000	>1000	280
Fluvoxamin	500	7	>1000	>1000	>1000	>1000	>1000
Paroxetin	33	0,7	>1000	110	>1000	>1000	>1000
Sertralin	220	3	>1000	630	380	>1000	>1000
Venlafaxin	210	39	>1000	>1000	>1000	>1000	>1000
Mirtazapin	–		0,5	500	500	10	5
Reboxetin	9	>1000	>1000	>1000	>1000	>1000	>1000
Nefazodon	200	180	800	>1000	140	>1000	32

Tabelle 2. Kriterien für die Auswahl eines Antidepressivums (nach Kasper et al. 1997)

- Früheres Ansprechen des Patienten auf ein bestimmtes Medikament
- Wird eine zusätzliche Sedierung gewünscht
- Nebenwirkungen, Kontraindikationen
- Interaktionen
- Vorliegen bestimmter Symptome (z. B. atypische Depression)

sache, daß sowohl für die stabilisierende Therapie nach Abklingen der gerade behandelten depressiven Phase wie auch für die rezidivprophylaktische Therapie die volle Dosis des Antidepressivums gegeben werden sollte. Behandlung mit sedierenden Antidepressiva hat in Deutschland eine große Tradition, ganz im Gegensatz zum Ausland, wo man eine möglicherweise initial benötigte Dosierung in der Regel durch Zusatzgabe von anderen Medikamenten (meist Benzodiazepine) erreicht (Preskorn 1996).

Tabelle 3. Mögliche unerwünschte Arzneimittelwirkungen als Folge der Hemmung der neuronalen Wiederaufnahme von Noradrenalin (NA), Serotonin (5-HT) und Dopamin (DA) und der Blockade von Neurorezeptoren (nach Müller 2000)

Nebenwirkungen	
Wiederaufnahmesysteme	
NA-Wiederaufnahme	• Verstärkung der Effekte von Sympathomimetika • Tachykardie • Blutdrucksteigerung, Blutdrucksenkung • Unruhe, Tremor • Erektions- bzw. Ejakulationsstörungen • trockener Mund • Miktionsstörungen, Harnretention
5-HT-Wiederaufnahme	• Gastrointestinale Störung, Übelkeit, Erbrechen • Unruhe, Schlafstörungen • EPS (?) • Appetitminderung, Gewichtsabnahme • Kopfschmerzen • Sexuelle Funktionsstörungen
Neurorezeptoren	
M	• trockener Mund • verschwommenes Sehen, Akkomodationsstörungen • Sinustachykardie • Verstopfung • Harnretention, Miktionsstörungen • Gedächtnisstörungen
H_1	• Sedation, Müdigkeit, Schläfrigkeit • Verstärkung anderer zentral dämpfender Substanzen • Gewichtszunahme (?)
α_1	• Orthostase, PR ↓ • Schwindel, Benommenheit, Sedation • Reflextachykardie (+α_2-Blockade?) • Verstärkung der Wirkung anderer α_1-Blocker
D_2	• EPS* • Prolaktin ↑ • sexuelle Funktionsstörungen
5-HT_2	• Appetitzunahme, Gewichtszunahme • RR ↓
5-HT_3	• Antiemetische Wirkung • Anxiolyse (?)

* EPS = extrapyramidal-motorische Störung

Die Auswahl bleibt auch weiterhin im wesentlichen nebenwirkungsgeleitet

Antidepressiva werden von Ärzten und Patienten kritisch hinterfragt, ungerne eingesetzt und noch weniger gerne eingenommen. Neben vielen irrationalen Ängsten, z.B. die Fehleinschätzung eines hohen Abhängigkeitspotentials, spielen bei dieser kritischen Haltung sicher die vielen unerwünschten Arzneimittelwirkungen eine Rolle, die sehr stark auf die unangenehmen Erfahrungen mit den alten tri- und tetrazyklischen Substanzen zurückgehen. Gerade im ambulanten Bereich steht bei der Therapie mit den alten Substanzen immer die Balance zwischen noch akzeptierbaren Nebenwirkungen und

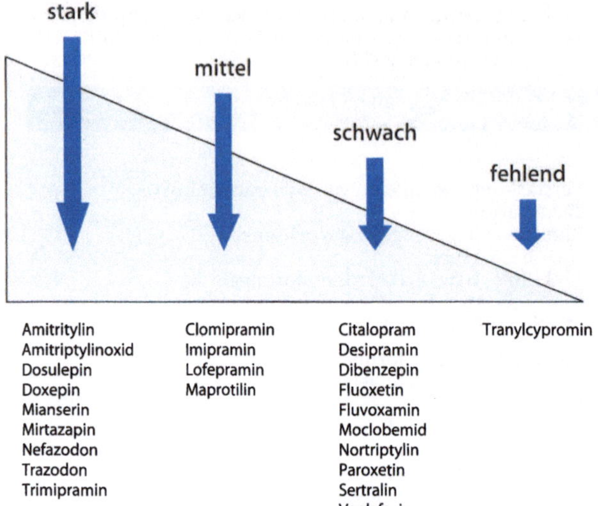

Abb. 1. Einteilung der Antidepressiva nach dem Ausmaß der vorhandenen zusätzlichen Sedierung

ausreichender Dosis häufig im Vordergrund des therapeutischen Zieles und sehr häufig wird auf Kosten einer noch akzeptablen Verträglichkeit eine nicht ausreichende Dosis eingesetzt.

Dies ist mit den meisten neueren Antidepressiva besser geworden, bei denen Unterdosierungen eher keine so große Rolle spielen. Allerdings sind auch die neueren Antidepressiva nicht frei von unerwünschten Arzneimittelwirkungen, die in vielen Fällen auch zu Problemen im Hinblick auf die Compliance führen können. Grundsätzlich muß man allerdings einen wesentlichen Punkt unterscheiden.

Bei vielen der neuen Substanzen (Tabelle 3) sind die noch vorhandenen unerwünschten Arzneimittelwirkungen sehr eng mit dem primären Wirkungsmechanismus verknüpft (im wesentlichen Wiederaufnahmehemmung siehe Tabelle 1). Diese Nebenwirkungen sind daher nur vermeidbar, wenn man auf ein Präparat mit anderem Wirkungsmechanismus wechselt. Ganz anders aber ist die Situation bei den älteren tri- und tetrazyklischen Verbindungen, bei denen der größte Teil der unerwünschten Arzneimittelwirkungen mit den sogenannten Rezeptorprofilen verbunden ist, die wir eigentlich für die antidepressive Wirkung nicht benötigen. Eine gewisse Ausnahme bilden die antihistaminergen Eigenschaften, die in den meisten Fällen für die Sedierung verantwortlich sind (siehe oben), daß die nebenwirkungsträchtigen sehr ausgeprägten rezeptorantagonisierenden Eigenschaften (Rezeptorprofile) nicht für die antidepressive Wirkung benötigt werden, kann man im einfachsten Fall übergehen, wenn man zu einer der neueren Substanzen greift (Tabelle 1). Aber auch im Bereich der alten Substanzen lassen sich nebenwirkungsgeleitete Auswahlkriterien formulieren, da nicht alle älteren Substanzen im Nebenwirkungsprofil identisch sind. Immer bezogen auf den primären Wirkungsmechanismus (Aufnahmehemmung) sind z. B. Desipramin und Nortriptylin nicht sehr stark anticholinerg wirksam und weniger deutlich α_1-adrenolytisch. Ebenso sind einige der älteren Substanzen keine sehr starken Antihistaminika (Tabelle 1) und wirken daher nur schwach bis gar nicht sedierend (Abb. 1). Damit ist im Prinzip auch innerhalb der älteren Substanzen eine spezifische nebenwirkungsorientierte Auswahl des Medikamentes möglich, allerdings sind die Grenzen hier sicher etwas enger gesetzt, als bei den neueren Substanzen.

Vor diesem Hintergrund muß man tatsächlich fragen, ob es gerechtfertigt ist, wenn z. Z. bei uns aufgrund von Preisvorteilen einige ältere Trizyklika wie das Amitriptylin immer noch zu den am häufigsten verordneten Antidepressiva gehören, besonders auch vor dem Hintergrund, dass hier in sehr vielen Fällen eher nicht ausreichende Dosierungen eingesetzt werden. Patienten, die aus den genannten Gründen über Monate nicht ausreichende Dosierungen eines bestimmten älteren Antidepressivums einnehmen, sind leider keine Seltenheit.

Aber auch innerhalb der neueren Antidepressiva ist eine nebenwirkungsgeleitete Auswahl möglich. Die über die Pharmakologie erklärbaren wichtigen Nebenwirkungen der modernen Substanzklassen sind in Tabelle 3 dargestellt. Selbst innerhalb der relativ homogenen Gruppe der SSRI gibt es gewisse Unterschiede in der Häufigkeitsverteilung typischer unerwünschter Arzneimittelwirkungen. So scheinen Nervosität, Unruhe und Angst beim Fluoxetin besonders häufig zu sein, Übelkeit und andere gastrointestinale Probleme sind beim Fluvoxamin besonders häufig, beim Paroxetin dagegen scheint das auch für die anderen SSRIs bekannte Problem der Sexualstörungen überproportional häufig vorhanden zu sein und beim Sertralin werden weicher Stuhl, Zittern und Mundtrockenheit offensichtlich etwas häufiger gesehen als bei den älteren SSRI. D.h. auch innerhalb dieser sehr homogenen Gruppe ist eine etwas nebenwirkungsgeleitete Auswahl denkbar.

Damit sind Verstehen und Kennen von typischen und auch erklärbaren unerwünschten Arzneimittelwirkungen innerhalb der Gesamtgruppe der Antidepressiva von großer Bedeutung. Eine adäquate Auswahl eines spezifischen Medikamentes vor diesem Hintergrund kann wesentlich dazu beitragen, Verträglichkeit und Compliance der antidepressiven Therapie zu verbessern und damit einen wichtigen Beitrag zum Qualitätsmanagement zu leisten.

Auch die Pharmakokinetik ist nicht ohne Bedeutung

Für die meisten Antidepressiva sind die pharmakokinetischen Eigenschaften nicht spektakulär und spielen eher keine so große Rolle bei der Auswahl. Die meisten Substanzen haben eine mittlere Eliminationshalbwertszeit, so daß sie bei ein- bzw. zwei mal täglicher Gabe problemlos eingesetzt werden können. Eine Ausnahme bildet in dieser Hinsicht das Fluoxetin, das vor allen Dingen auch durch seinen wirksamen Metaboliten sehr langsam eliminiert wird, so daß bei Absetzen dieser Substanz noch über Wochen mit wirksamer Substanz im Organismus gerechnet werden muß.

Größere Bedeutung haben in der letzten Zeit pharmakokinetische Interaktionen gewonnen, da bei einigen der neueren, sonst sehr interaktionsarmen Antidepressiva eine Hemmung des Arzneimittelstoffwechsels eine gewisse

Tabelle 4. Hemmende Effekte der neuen Antidepressiva auf wichtige Isoenzyme aus der Gruppe der Cytochrom-P-450 Reihe

	Cyp 1A2	Cyp 2D6	Cyp 3A4
Citalopram	–	–	–
Fluoxetin	+	++	+
Fluvoxamin	++	–	++
Paroxetin	–	++	–
Sertralin	–	(+)	(+)
Mirtazapin	–	–	–
Nefazodon	–	–	++
Reboxetin	–	–	–
Venlafaxin	–	–	–

Rolle spielt. Dies hat dazu geführt, daß alle neuere Substanzen sehr gut an den einzelnen Isoenzymen des Cytochrom 450 Systems untersucht worden sind. Ihre Beeinflussung dieser Systeme ist in Tabelle 4 zusammengefaßt. Hier kann man sehr leicht entnehmen, welches Antidepressivum gegebenenfalls vermieden werden sollte, wenn ein anderes Medikament möglichst nicht in seiner Pharmakokinetik durch das Antidepressivum beeinflußt werden sollte. Darüber hinaus sind natürlich entsprechende Interaktionshinweise heute in allen Fachinformationen aufgeführt (siehe auch Eckert et al. 1998; Preskorn 1996).

Ausblick

Viele Untersuchungen in der westlichen Welt haben belegt, daß depressive Erkrankungen in erschreckendem Maße untertherapiert sind. Es würde den Rahmen dieser kurzen Arbeit sprengen, hier detailliert auf alle Gründe einzugehen. Ein Aspekt aus dieser breiten Palette ist aber sicher die vor allen Dingen auf der Basis der Pharmakologie der alten tri- und tetrazyklischen Substanzen begründete Zurückhaltung von Arzt und Patient bei der Einnahme von Antidepressiva aufgrund von unerwünschten Arzneimittelnebenwirkungen und Interaktionen. Diese für die alten Substanzen noch bis zu einem gewissen Grad nachvollziehbaren Vorbehalte sind eigentlich für die neueren Antidepressiva nicht mehr haltbar, da hier kaum gravierende Probleme auftreten. Natürlich gibt es auch bei den neuen Antidepressiva unerwünschte Arzneimittelwirkungen und Arzneimittelinteraktionen, die aber praktisch alle sehr gut untersucht, bekannt und vorhersehbar sind. Da auch bei den neuen Substanzen die antidepressive Effektivität eher nicht unterschiedlich ist, besteht auch hier die uneingeschränkte Möglichkeit, aus vielen neuen Substanzen nebenwirkungsgeleitet das individuell am besten passende Medikament auszusuchen. Damit gilt für neue und alte Antidepressiva uneingeschränkt, daß eine adäquate Kenntnis der pharmakologischen Eigenschaften der damit zusammenhängenden Probleme im Bereich von Nebenwirkungen und Arzneimittelinteraktionen dazu führen sollte, daß der Patient möglichst schon initial mit dem für ihn am besten geeigneten und am besten vertragenen Medikament behandelt wird. Damit können Therapieabbrüche vermieden werden, was einen wesentlichen Einfluß auf die Qualität der antidepressiven Therapie haben sollte.

Literatur

Eckert A, Reiff J, Müller WE (1998) Arzneimittelinteraktionen mit Antidepressiva. Psychopharmakotherapie 5:8–18

Kasper S, Möller HJ, Müller-Spahn F (1997) Depression: Diagnose und Pharmakotherapie. Thieme, Stuttgart

Leonard BE (1996) Mechanisms of actions of antidepressants. CNS Drugs 4(Suppl 1):1–12

Leonard BE (1993) The comparative pharmacology of new antidepressants. J Clin Psychiatry 54(Suppl 8):3–15

Maj J, Rüther E, Dieterle D (1995) Beurteilung von Antidepressiva mit dem Asolo-Schema. II. Ist eine pharmakologische Differenzierung der Antidepressiva möglich? Psychopharmakotherapie 2:170–176

Müller WE (2000) Mehr Licht in das Dunkel der Seele. Pharm Ztg 22:11–18

Preskorn SH (1996) Clinical pharmacology of selective serotonin reuptake inhibitions. Professional Communications. Caddo, Illinoise, USA

KAPITEL 13

Therapeutisches Drug Monitoring unter dem Aspekt des Qualitätsmanagements

13

CH. HIEMKE

Die Wirkung eines Arzneimittels hängt ab von seiner Konzentration am Wirkungsort. Daher wäre für eine optimale Einstellung eines depressiven Patienten auf ein Antidepressivum die Messung der Hirnkonzentrationen die beste Methode. In der klinischen Routine ist jedoch die Messung der Konzentration eines Antidepressivums oder einer anderen psychoaktiven Substanz im Gehirn von Patienten nicht durchführbar. Solche Untersuchungen erfordern aufwendige Verfahren, wie die Positronenemissionstomographie. In der Praxis steht die Messung der Antidepressiva-Konzentrationen im Blut, der sogenannten Blutspiegel (analog auch Plasma- oder Serumspiegel) als Surrogat-Parameter für Hirnkonzentrationen, zur Verfügung. Tierexperimentelle Untersuchungen haben für verschiedene Antidepressiva gezeigt, daß die Blutspiegel wesentlich besser mit den Konzentrationen im Gehirn korrelieren als die Dosis (Glotzbach u. Preskorn 1982; De Vane et al. 1999). Die nach Einnahme einer gleichen Dosis eines Antidepressivum resultierenden Wirkstoffkonzentrationen sind im Blut und sicherlich auch im Gehirn interindividuell hoch variabel. Dies trifft auf alle Antidepressiva zu. Individuelle Unterschiede in der Compliance und in der Ausstattung der Leber mit Fremdstoff metabolisierenden Enzymen, für Antidepressiva insbesondere aus der Gruppe der Cytochrom P450 (CYP)-Familie, bestimmen wesentlich die Variabilität der Blutspiegel. Daher ist es schwierig, allein durch die Dosis bei jedem Patienten einen optimal wirksamen Blutspiegel zu erzeugen. Bei etwa 50% der Patienten muß daher die Dosis korrigiert werden.

Eine Möglichkeit, die interindividuelle Variabilität in Compliance und Metabolismus zu kontrollieren und damit Unter- oder Überdosierungen weitgehend zu vermeiden, ist therapeutisches Drug Monitoring (TDM). TDM von Antidepressiva ist eine Maßnahme, die die Qualität der Behandlung depressiver Patienten mit Antidepressiva verbessern kann (Nelson 1991). Durch TDM kann das therapeutische Ansprechen optimiert (Åsberg et al. 1971), das Risiko des Auftretens von unerwünschten Nebenwirkungen minimiert (Preskorn u. Fast 1991) und Kosten gesenkt (Simmons et al. 1985) werden.

TDM ist allerdings nicht nur die Erzeugung eines Meßwertes, sondern beinhaltet auch in der präanalytische Phase eine wohl überlegte Anforderung und eine Blutentnahme zur richtigen Zeit sowie in der postanalytischen Phase eine qualifizierte Befundung des Messwertes und sinnvolle Umsetzung des Messergebnisses in die Therapie. Alle Phasen des TDM (Abb. 1) sind störanfällig. Daher erfordert TDM von Antidepressiva Qualitätsmanagement. Ziel des TDM von Antidepressiva unter dem Aspekt des Qualitätsmanagement ist es, daß alle Phasen des TDM so optimal wie möglich ablaufen.

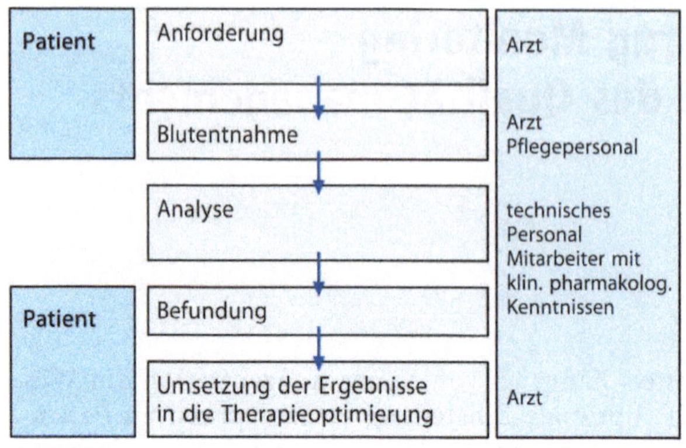

Abb. 1. Die fünf Schritte des therapeutischen Drug Monitoring und daran beteiligte Personen

Anforderung

Für qualifiziertes TDM ist die sinnvolle Indikation für die Laboruntersuchung eine wichtige Voraussetzung (Vuille et al. 1991). Wenn TDM von Antidepressiva angefordert wird, dann sollte der anfordernde Arzt damit eine beantwortbare Frage stellen. Der medizinische und ökonomische Nutzen von TDM ist in der Literatur für trizyklische Antidepressiva belegt (Preskorn u. Fast 1991; Simmons et al. 1985). Für neue Substanzen, wie selektive Serotoninrückaufnahmehemmer, ist der Nutzen von TDM umstritten. Bis jetzt fehlen unter anderem gut belegte Zielbereiche, d.h. Blutspiegel, bei denen depressive Patienten mit hoher Wahrscheinlichkeit auf das Medikament ansprechen (Hiemke u. Härtter 2000).

Sinnvoll ist die Anforderung von TDM für alle Antidepressiva bei Nichtansprechen oder ausgeprägten Nebenwirkungen trotz therapeutisch üblicher Dosis. Dies schließt auch die Kontrolle der Compliance ein. Die Anwendung von TDM bei Neueinstellung oder Umstellung der Medikation ist sinnvoll, wenn trizyklische Antidepressiva verordnet werden. Ein weiteres wichtiges Kontrollinstrument ist TDM, wenn verschiedene Medikamente mit Interaktionspotential kombiniert eingesetzt werden. Dabei spielen insbesondere Interaktionen mit CYP-Isoenzymen eine Rolle (Eckert et al., 1998; Hiemke, 1997). Antidepressiva mit klinisch relevantem Interaktionspotential sind Paroxetin (hemmt CYP2D6), Fluoxetin (hemmt CYP2D6), Fluvoxamin (hemmt insbesondere CYP1A2 und CYP2C19), Nefazodon (hemmt CYP3A4) und Moclobemid (hemmt CYP2C19 und CYP2D6).

Die Qualität des TDM wird in der präanalytischen Phase durch die sinnvolle Indikationsstellung bestimmt, aber auch durch die Vollständigkeit oder Unvollständigkeit von Angaben, die mit der Anforderung anzugeben sind. Zu letzterem gehören Dosis, Begleitmedikation, Nebenwirkungen und therapeutischer Effekt. Ein nicht angegebenes Begleitmedikament kann das Analyseergebnis verfälschen. Die Befundung wird durch unvollständige Angaben erschwert. Fehlen die oben genannten Angaben gänzlich, ist eine Befundung nicht möglich und der Sinn von TDM zweifelhaft.

Wenn im Labor eintreffende Anforderungen unvollständig sind oder kein Anforderungsgrund genannt ist, dann sollten die fehlenden Angaben zur Problembeseitigung vom Labor beim behandelnden Arzt nachgefragt werden. In der Praxis erfordert dies einen stetigen Dialog zwischen Labor und Behandler.

Blutentnahme und Probengewinnung

Die Blutentnahmen sollten nach Einstellen des steady state erfolgen, in der Regel eine Woche nach Einstellung einer stabilen Dosis und vor Einnahme einer neuen Dosis – meistens am Morgen vor Einnahme der Morgendosis (Messung von Talspiegeln). Wenn die Blutentnahme kurz nach der Medikamenteneinnahme vorgenommen wird, werden falsch hohe Spiegel gemessen. Es resultieren Empfehlungen, die zu einer Unterdosierung führen und damit zur Verschlechterung des klinischen Bildes beitragen können. Wenn eine TDM-Untersuchung vor Einstellen des steady state angeordnet wird, werden zu niedrige Werte gefunden. Beide Fehlermöglichkeiten müssen bei der Annahme der Anforderung kontrolliert und insbesondere bei der Beurteilung bedacht werden. Eine weitere mögliche Fehlerquelle bei der Probengewinnung ist die Verwendung ungeeigneter Abnahmeröhrchen. So ist z. B. bei Verwendung von Röhrchen, die ein Gel zur Abtrennung von zellulären Blutbestandteilen enthalten, mit Substanzverlusten zu rechnen. Antidepressiva sind bei Raumtemperatur und abgedunkelt in Serum oder Plasma über mehrere Tage stabil. Daher ist ein Versand der Proben ohne Kühlung möglich.

Wenn dem Labor auffällt, daß Fehler bei der Blutabnahme aufgetreten sein könnten, ist dies beim anfordernden Arzt nachzufragen und abzuklären.

Analyse im Labor

Für die Laboruntersuchungen sollten Methoden eingesetzt werden, die eindeutige Ergebnisse liefern (Hiemke 1997). Der Meßwert sollte möglichst innerhalb von 24 Stunden nach Eingang der Probe vorliegen. Besonders vorteilhaft sind automatisierte Methoden, wie z. B. hochdruckflüssigkeitschromatographische (HPLC) Methoden mit Säulenschaltung (Abb. 2). Solche, für die Routine tauglichen Methoden sind für alte (Härtter u. Hiemke 1992; Weigmann et al. 1998) und neue (Härtter et al. 1992; Härtter et al. 1994) Antidepressiva etabliert. HPLC-Methoden mit Säulenschaltung liefern im Fall des Verdachtes auf Intoxikation sogar innerhalb von weniger als einer Stunde einen Meßwert. Gruppenspezifische Assays, z. B. Immunoassays für trizyklische Antidepressiva, sind nicht zu empfehlen, wenn sie nicht zwischen Muttersubstanz und Metaboliten unterscheiden können oder nur einen Äquivalenzwert liefern, der ohne Bezug zu den Daten der Literatur ist (Banger et al. 1997). Die Absicherung der analytischen Qualität der Meßergebnisse, die durch interne und externe Qualitätskontrollen überwacht werden muß, ist in den „Richtlinien der Bundesärztekammer zur Qualitätssicherung in medizini-

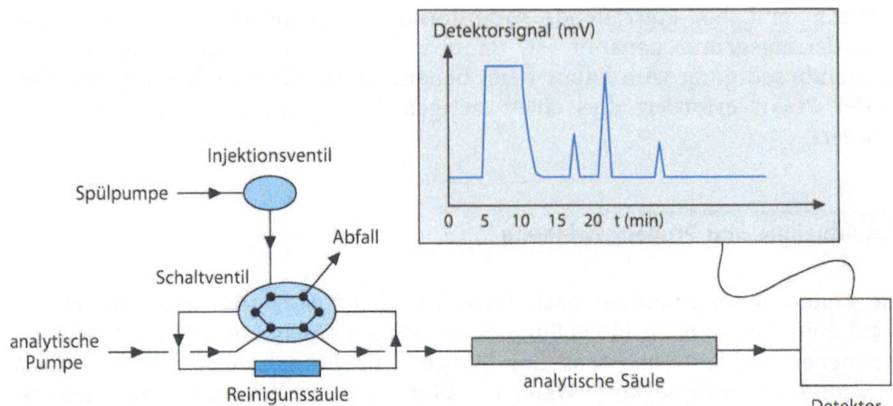

Abb. 2. Automatisierte hochdruckflüssigkeitschromatographisches (HPLC) System mit Säulenschaltung zur Analyse von Antidepressiva und anderen Psychopharmaka. Das HPLC-System erlaubt eine direkte Injektion von Serum- oder Plasmaproben ohne off line Probenvorbereitung. Serum bzw. Plasma wird auf die Reinigungssäule gegeben. Proteine, Lipide und andere störende Matrixbestandteile werden ausgewaschen. Nach Umlegen des Schaltventils wird die Probe auf der analytischen Säule getrennt und die interessierenden Substanzen detektiert und quantifiziert. Die Analyse ist innerhalb von weniger als 30 Minuten abgeschlossen. Die Methode ist damit auch einsetzbar bei Verdacht auf eine Intoxikation

schen Laboratorien" festgelegt. Die Kontrollmessungen sind nach Vorgaben der Eichbehörden zu dokumentieren.

Jede analytische Serie enthält neben den Eichproben interne Richtigkeits- und Präzisionskontrollen. In regelmäßigen Abständen (z. B. monatlich) sollten auch externe Kontrollproben analysiert werden. Die Interassayvariationskoeffizienten einer Methode zur Bestimmung von Antidepressiva sollten 10% nicht übersteigen. Die Konzentrationen der Qualitätskontrollproben sollten möglichst im Bereich liegen, der für die Therapie wichtig ist. Wenn der Meßwert einer internen Kontrollprobe innerhalb einer Serie um mehr als 24% vom Erwartungswert abweicht, dann darf der Meßwert nicht freigegeben werden. Die Serie muß wiederholt werden, nachdem der Fehler behoben ist. Die Vorgehensweise ist zu dokumentieren.

Befundung

Die Befundung sollte durch einen Mitarbeiter erfolgen, der über gute klinisch-pharmakologische Kenntnisse verfügt und dabei auch mit der Pharmakokinetik und Arzneimittelinteraktionen vertraut ist. Letzteres ist eine häufige Indikation für eine TDM-Untersuchung, insbesondere bei Anwendung der neuen Antidepressiva mit Interaktionspotential. Der Mitarbeiter muß auch die Analytik des Labors und damit die Qualität des Meßwertes kennen. Der Befundende kann Mitarbeiter des Labors, mit gutem Kontakt zur Klinik, aber auch ein speziell ausgebildeter Arzt der Klinik sein, der den Kontakt zum Labor pflegt. Dem behandelnden Arzt sollte in keinem Fall der Meßwert unkommentiert überlassen werden. Von manchen Labors wird nicht einmal der

Zielbereich angegeben. TDM ist demnach nicht ein Verfahren, das einen Meßwert erzeugt, sondern eine komplexe Maßnahme zur Therapieverbesserung.

Die Güte des Befundes und vor allem der Empfehlung hängt entscheidend von der Qualität der Angaben auf dem Anforderungsschein ab. Da TDM ein Verfahren für die Individualisierung der antidepressiven Therapie ist, muß jede Anforderung und jedes Meßergebnis individuell bewertet werden. Versuche, die Befundung durch Algorithmen zu formalisieren, haben bis jetzt zu keinem Ergebnis geführt, das für die Praxis tauglich ist. Es gibt zu viele Einflußgrößen, die für die Befundung beachtet werden müssen, etwa kinetische Eigenschaften des Medikamentes, der Metabolisierer-Status des Patienten, Begleiterkrankungen oder Begleitmedikamente.

Umsetzung der Laborergebnisse in die Therapieoptimierung

Eine Nutzung der Ergebnisse aus dem Labor für die Therapie ist der letzte Schritt des TDM. Die Umsetzung erfordert eine gute Abstimmung zwischen Klinik und Labor. Die Klinik ist führend für die therapeutische Entscheidung. Denn es wird der Patient und nicht der Blutspiegel therapiert. Für die Klinik ist es wichtig, den befundeten Laborwert möglichst bald nach der Blutentnahme zu erhalten. Anzustreben ist die Mitteilung des Ergebnisses innerhalb von 24 Stunden. Dies ist in der Regel nur zu erreichen, wenn das Labor in der Klinik angesiedelt ist und das Labor eine ausreichend rasches Verfahren anwendet. Externe Analysen werden verzögert durch den notwendigen Transport und die Befundübermittlung.

Die regelmäßige Abstimmung zwischen Labor und behandelndem Arzt ist wesentlich für die Verbesserung der Qualitätssicherung. Wenn dem behandelnden Arzt die Empfehlung des Labors, z.B. Dosiserhöhung oder -erniedrigung, plausibel erscheint, sollte er der Empfehlung folgen. Abweichende Meinungen von Arzt und Befundendem im Labor sollten unbedingt besprochen werden. Dies ist ein stetiger Prozeß des TDM in der Depressionsbehandlung.

Therapeutisches Drug Monitoring von Antidepressiva ist eine qualitätsverbessernde Maßnahme für die Pharmakotherapie. An der Ausführung von TDM sind außer dem Patienten der behandelnde Arzt, meist auch das Pflegepersonal, das technische Personal im Labor und ein pharmakologisch ausgebildeter Mitarbeiter beteiligt (Abb. 1). In jeder Phase des Verfahrens können Fehler auftreten. Daher muss TDM wohl überlegt und kontrolliert angesetzt und ausgeführt werden. Die Anforderung von TDM sollte mit einer durch die Messung beantwortbaren Fragestellung verbunden sein. Die Labormethoden müssen richtige und präzise Meßergebnisse liefern und die Laborergebnisse für die Behandlung des Patienten adäquat umgesetzt werden. Wegen der zahlreichen Störmöglichkeiten in der Klinik wie im Labor, beinhaltet TDM auch ein funktionierendes Qualitätsmanagement.

Neben mangelhafter Compliance und großen interindividuellen Schwankungen im Fremdstoffmetabolismus, die durch TDM kontrolliert werden, besteht aber auch eine große interindividuelle pharmakodynamische Variabilität, d.h. im Ansprechen auf Antidepressiva. Die variable Pharmakodynamik, hat zur Folge, daß TDM den Behandlungserfolg nur zu einem Teil unterstützen kann. Da TDM von Antidepressiva in den meisten Kliniken nur eingeschränkt zur Verfügung steht, wird es von Ärzten ohne regelmäßigen Umgang mit TDM oftmals erst dann angefordert, wenn an einem Patienten verschiedene Antidepressiva in verschiedenen Dosen getestet wurden und damit kein zufriedenstellendes Therapieansprechen erreicht werden konnte. Dann kann TDM zwar im Einzelfall hilfreich sein, wenn z. B. ein Patient einen besonderen Metabolisierer-Status aufweist wegen fehlendem oder überaktivem CYP2D6. Doch die an das TDM gestellten Erwartungen können in solchen Fällen nur selten erfüllt werden. Besser wäre es, wenn TDM häufiger und frühzeitiger als bisher während der antidepressiven Therapie eingesetzt wird. Denn mit TDM erfährt der behandelnde Arzt rasch nach Behandlungsbeginn, ob das gewählte Antidepressivum in einer Dosis eingenommen wurde, bei der wahrscheinlich mit Therapieansprechen zu rechnen ist. Wenn der Patient trotzdem nicht anspricht, muß die gewählte therapeutische Strategie überdacht werden. Erfolglose therapeutische Versuche mit einem Antidepressivum ohne TDM können lange Leidensphasen des Patienten bedeuten. Solche Phasen können durch TDM verkürzt werden (Simmons et al. 1985).

Literatur

Åsberg M, Crönholm B, Sjöqvist F, Tuck D (1971) Relationship between plasma level and therapeutic effect of nortriptyline. British Medical Journal 3:331–334

Banger M, Hermes B, Härtter S, Hiemke C (1997) Monitoring serum concentrations of clomipramine and metabolites: fluorescence polarization immunoassay versus high performance liquid chromatography. Pharmacopsychiatry 30:128–132

De Vane LC, Boulton DW, Miller LF, Miller RL (1999) Pharmacokinetics of trazodone and ist major metabolite m-chlorophenylpiperazine in plasma and brain of rats. International Journal of Neuropsychopharmacology 2:17–23

Eckert A, Reiff J, Müller WE (1998) Arzneimittelinteraktionen mit Antidepressiva. Psychopharmakotherapie 5:8–18

Glotzbach RK, Preskorn SH (1982) Brain concentrations of tricyclic antidepressants: single does kinetics and relationship to plasma concentrations in chronically dosed rats. Psychopharmacology 78:25–27

Härtter S, Hermes B, Szegedi A, Hiemke C (1994) Automated determination of paroxetine and its main metabolite by column switching and on-line high-performance liquid chromatography. Therapeutic Drug Monitoring 16:400–406

Härtter S, Hiemke C (1992) Column switching and high-performance liquid chromatography in the analysis of amitriptyline, nortriptyline and hydroxylated metabolites in human plasma or serum. Journal of Chromatography 578:273–282

Härtter S, Wetzel H, Hiemke C (1992) Automated determination of fluvoxamine in plasma by column-switching high-performance liquid chromatography. Clinical Chemistry 38:2082–2086

Hiemke C (1997) Interaktionen und Metabolismus neuerer Antidepressiva. Münchner Medizinische Wochenschrift 139:484–486

Hiemke C, Härtter S (2000) Pharmacokinetics of selective serotonin reuptake inhibitors. Pharmacology and Therapeutics 85:11–28

Nelson C (1991) Current status of tricyclic antidepressants in psychiatry: their pharmacology and clinical applications. Journal of Clinical Psychiatry 52:193–200

Preskorn S, Fast GA (1991) Therapeutic drug monitoring for antidepressants: efficacy, safety, and cost effectiveness. Journal of Clinical Psychiatry 52(Suppl 6):23–33

Simmons SA, Perry PJ, Rickert ED, Browne JL (1985) Cost-benefit analysis of prospective pharmacokinetic dosing of nortriptyline in depressed inpatients. Journal of Affective Disorders 8:47–53

Vuille F, Amey M, Baumann P (1991) Use of plasma level monitoring of antidepressants in clinical practice. Pharmacopsychiatry 24:190–195
Weigmann H, Härtter S, Hiemke C (1998) Automated determination of clomipramine and its major metabolites in human and rat serum by high-performance liquid chromatography with on-line column-switching. Journal of Chromatography 710:227–233

Beeinflussen Therapieleitlinien die Behandlungsqualität depressiver Erkrankungen?

14

D. van Calker und M. Berger

Der aus der zunehmenden Kostenbelastung im Gesundheitswesen erwachsende Druck zum kostenbewußten Einsatz unterschiedlicher Therapieoptionen, aber auch das gewachsene öffentliche Bewußtsein für die Notwendigkeit von qualitätssichernden Maßnahmen in Diagnostik und Therapie, haben in den letzten Jahren zur Entwicklung von Leitlinien geführt. Diese sollen und können dem Therapeuten weder ein bestimmtes Vorgehen bindend vorschreiben noch ihn von seiner Verpflichtung zur Behandlung nach individueller Würdigung des Einzelfalles entbinden. Sie stellen ihm aber ein Referenzsystem zur Verfügung, anhand dessen er sein individuelles Handeln ausrichten und überprüfen kann, inwieweit es erstens dem gegenwärtigen Stand des empirisch gesicherten Wissens entspricht und sich zweitens (§ 70 SGB V) auf das Ausreichende und Zweckmäßige beschränkt, das Notwendige nicht überschreitet und den Kosten/Nutzen-Aspekt ausreichend berücksichtigt. Inwieweit die bisher entwickelten Leitlinien und ihre Einführung in die Routine das Erreichen dieser Ziele fördern ist unklar und wird sehr kontrovers diskutiert. Somit ist eine Evaluation des Nutzens von Therapieleitlinien notwendig, also die Beantwortung der Fragen:

1) Führt die Existenz von Leitlinien zu einer Verbesserung der Behandlungsqualität und läßt sich dies quantifizieren?
2) Wie verändern sich die Behandlungskosten bei „leitliniengerechter" Behandlung?
3) Welchen Effekt haben Therapieleitlinien (bzw. ihre Einhaltung) auf das Kosten/Nutzen-Verhältnis?

Auf psychiatrischem Fachgebiet hat vor allem die American Psychiatric Association (APA) aber auch die Agency for Health Care Politics and Research (AHCPR) eine Vorreiterrolle bei der Entwicklung von Therapieleitlinien gespielt. In Deutschland ist die Deutsche Gesellschaft für Psychiatrie, Psychotherapie und Nervenheilkunde (DGPPN) intensiv mit den Erstellen von Therapieleitlinien auf psychiatrischem Fachgebiet befaßt (z. B. van Calker u. Berger 2000). Entsprechende durch die APA und die AHCPR verfaßte Leitlinien zur Behandlung depressiver Erkrankungen liegen schon seit Beginn der 90er Jahre vor (AHCPR 1993; APA 1993). Dies eröffnet die Möglichkeit, die drei oben gestellten Fragen empirisch zu untersuchen. Der vorliegende Beitrag fast die derzeit vorliegenden Ergebnisse zu diesen Fragen zusammen. Entsprechende Studien gibt es aber bisher nur für den Bereich der niedergelassenen Allgemeinärzte, im wesentlichen im amerikanischen Raum. Da die empirischen Daten, welche die Grundlage der Therapieleitlinien bilden, an hochselektierten Patientenkollektiven und meist an spezialisierten Zentren gewonnen wurden, stellt sich zunächst die Frage der Übertragbarkeit der so entwickelten Leitlinien auf die Verhältnisse der Allgemeinpraxis.

Sind die aus Studien an selektierten Patientenkollektiven abgeleiteten Therapie-leitlinien auf Patienten in der Allgemeinpraxis übertragbar?

Sowohl die APA als auch die AHCPR Leitlinien beruhen auf Studien, die für leichte bis mittelschwere Depressionen eine in etwa gleiche Effektivität von Pharmakotherapie (Antidepressiva) und Psychotherapie (Kognitive Therapie (KT), Verhaltenstherapie (VT) und Interpersonelle Psychotherapie (IPT)) gezeigt haben. Neuere Studien bestätigen dies auch an Patienten in der Allgemeinpraxis: Sowohl Therapie mit Antidepressiva als auch KT, IPT oder VT zeigen auch bei diesen Patienten einen Therapieerfolg bei ca. 50–70% der Fälle (Übersicht: Schulberg et al. 1999). Direkte Vergleichsstudien zwischen beiden Therapieoptionen bestätigen dieses Ergebnis (Tabelle 1); (Mynors-Wallis et al. 1995; Schulberg et al. 1996). Entsprechende Vergleichsstudien zwischen Pharmako- und Psychotherapie an schwer depressiven Patienten sowie Vergleichsstudien von Kombinationstherapie (Antidepressiva plus eine der Psychotherapien) mit den Einzeltherapien sind selten und in ihrem Design z. T. umstritten und lassen daher noch keine verbindlichen Aussagen zu. Entsprechend besteht bzgl. der Einschätzung des Wertes einer Psychotherapie bei der Behandlung schwerer Depressionen und zur Indikation von Kombinationtherapie viel Raum für unterschiedliche Wertungen und subjektive Schwerpunktsetzungen (vgl. etwa die unterschiedlichen Empfehlungen der APA und der AHCPR Leitlinien zu diesen Fragen).

Sind „leitliniengerechte" Therapien in der Praxis durchführbar und durchsetzbar?

Unabhängig von der unter Aspekten der Effektivität, Wirklatenz, Kosten und Praktikabilität umstrittenen Frage, ob Pharmako-, Psycho- oder Kombinationstherapien zur Behandlung von Depressionen zu bevorzugen sind, besteht

Tabelle 1. Wirksamkeit von Pharmako- und Psychotherapie bei depressiven Patienten in der Allgemeinpraxis

	Erfolgsquote
Amitriptylin*	52%
„Problem Solving Therapy"*	60%
Placebo*	27%
Nortriptylin**	48%
IPT**	46%

* Myrnors-Wallis et al. 1995; ** Schulberg et al. 1996

in allen Leitlinien Einigkeit, daß im Falle einer Durchführung einer Therapie mit Antidepressiva diese bestimmten Qualitätsansprüchen genügen muß. Hierzu gehören vor allem:

1) Ausreichend hohe Dosierung des Antidepressivums über einen ausreichend langen Zeitraum (Akuttherapie).
2) Durchführung einer Erhaltungstherapie für 6 Monate (englisch: „continuation therapy") nach Remission der depressiven Symptomatik.
3) Durchführung einer längerfristigen Rezidivprophylaxe („maintenance therapy") bei rezidivierenden depressiven Erkrankungen (bei ≥5 Episoden in 5 Jahren).

Schulberg und Mitarbeiter (1995) untersuchten, inwieweit eine intensive Schulung von niedergelassenen Allgemeinärzten in der Lage war, eine Behandlung von depressiven Patienten mit Nortriptylin nach diesen Qualitätskriterien zu fördern. Sie fanden, daß nach 8 Wochen nur noch 55% der Patienten eine adäquate Behandlung erhielten (Akuttherapie) und von diesen nur noch 60% eine Erhaltungstherapie abschlossen, so daß eine leitliniengerechte Behandlung nur bei 33% der Patienten stattfand! Ähnlich desillusionierend waren die Ergebnisse einer Reihe weiterer Untersuchungen, in denen versucht wurde, durch intensive Schulung ein anderes Therapieverhalten zu implementieren (Dowricks u. Buchan 1995; Callahan et al. 1994; Goldberg et al. 1999; Lin et al. 1997).

Zeigen „leitliniengerecht" durchgeführte Depressionsbehandlungen bessere Ergebnisse?

Weder die Existenz von Therapieleitlinien allein, noch die Gewährleistung ihrer Kenntnis scheinen also nach den vorliegenden Untersuchungsergebnissen ein verändertes Therapieverhalten bei Allgemeinärzten zu bewirken. Angesichts des erheblichen zeitlichen und damit auch finanziellen Aufwandes zur Erstellung von Therapieleitlinien ist die Frage von erheblicher Relevanz, ob die Einhaltung der aus Untersuchungen an hochselektierten Patientenkollektiven abgeleiteten Therapieempfehlungen der Leitlinien in der Praxis überhaupt zu verbesserten Ergebnissen führt. Katon und Mitarbeiter (1995, 1996) untersuchten diese Frage in Allgemeinarztpraxen mit einer als „Collaborative Management" bezeichneten Methode: Wesentliches Element dieser Behandlungsstudie war neben intensiver Schulung von Ärzten und Patienten die regelmäßige Kontrolle der Einhaltung einer leitliniengerechten Therapie u.a. dadurch, daß die Behandlungstermine abwechselnd durch den behandelnden Allgemeinarzt und durch einen die Studie betreuenden Psychiater wahrgenommen wurden. Unter diesem Regime zeigte sich eine signifikante Zunahme der Behandlungszufriedenheit der Patienten und des Behandlungserfolges. In Übereinstimmung mit den Leitlinienempfehlungen war auch die Rückfall- bzw. Wiedererkrankungshäufigkeit bei Patienten in der Allgemeinpraxis signifikant verringert, wenn eine adäquate medikamentöse Erhaltungstherapie bzw. Rezidivprophylaxe durchgeführt wurde (bestimmt an einem großen Kollektiv (N=4051) von Patienten durch Analyse der Medikamenten-

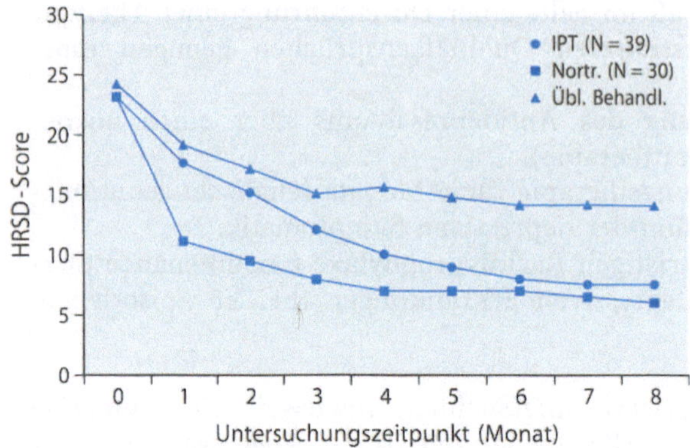

Abb. 1. Depressionsbehandlung in der Allgemeinarztpraxis – Vergleich von IPT und Nortriptylin (Schulberg et al. 1996)

verschreibungen; Melfi et al. (1998). In einer weiteren Studie (Schulberg et al. 1996) konnte gezeigt werden, daß bei Patienten in der Allgemeinpraxis sowohl medikamentöse (Nortriptylin) als auch psychotherapeutische (IPT) Behandlung, die leitliniengerecht durchgeführt wurde, der üblichen Behandlung deutlich überlegen war (Abb. 1).

Haben „leitliniengerecht" durchgeführte Depressionsbehandlungen ein besseres Kosten/Nutzen-Verhältnis?

Die Implementierung leitliniengerechten Therapieverhaltens gelingt nach den vorliegenden Studien offenbar nur mit einem erheblichen Aufwand. Zudem sind derartige Behandlungen meist auch per se mit einem höheren Kostenaufwand (für Medikamente, häufigere Termine, evtl. formalisierte Psychotherapie) verbunden. Rechtfertigen die besseren Therapieerfolge die höheren Kosten? Die Kosten/Nutzen-Analyse (Korff et al. 1998) der „Collaborative Management"-Studie von Katon et al. (1995, 1996) ergab bei einem um 40–70% verbesserten Therapieerfolg zusätzliche Kosten von 450 $ pro Patient, nach Einschätzung der Autoren aber ein verbessertes Kosten/Nutzen-Verhältnis. Lave und Mitarbeiter (1998) untersuchten explizit die zusätzlichen Kosten bei Patienten der Studie von Schulberg und Mitarbeitern (1996). Pro Patient ergaben sich unter „leitliniengerechter" Behandlung im Vergleich zur Standardbehandlung 58 (Pharmakotherapie) bzw. 49 (Psychotherapie) zusätzliche depressionsfreie Tage. Pro gewonnenem depressionsfreien Tag eines Patienten ergaben sich Mehrkosten von 13 $ (Pharmakotherapie) bzw. 22 $ (Psychotherapie). Pro behandelter depressiver Episode errechnen sich die direkten Mehrkosten bei leitliniengemäßer Behandlung auf ca. 750-1500 $ (Schulberg et al. 1998). Diese Mehrkosten werden vermutlich durch verminderte indirekte Kosten (z.B. geringerer Ausfall von Arbeitstagen) ausgeglichen. Zur sicheren Beurteilung dieser Frage sind aber weitere Untersuchungen erforderlich (Panzarino 1998).

Schlußfolgerung

Die oben kurz zusammengefaßten Ergebnisse zeigen, daß die aus den an hochselektierten Patientenkollektiven gewonnen Erkenntnisse über eine optimale Therapie depressiver Störungen zumindest in ihren allgemeinen Aussagen auch auf Patienten in der Allgemeinpraxis übertragbar sind. Sie zeigen aber weiterhin auch, daß eine Implementierung der aus diesen Ergebnissen abgeleiteten Leitlinien in die Praxis auf erhebliche Schwierigkeiten stößt und die Kenntnis dieser Leitlinien allein wenig an dem Therapieverhalten von Allgemeinärzten ändert. Hier müssen im Rahmen der fortlaufenden ärztlichen Fort- und Weiterbildung („CME") neue Wege gefunden werden, um dem unter dauerndem Zeit- und Kostendruck stehenden niedergelassenen Arzt eine leitliniengemäße Behandlung auch unter individuellen Aufwand/Nutzen-Aspekten attraktiv erscheinen zu lassen. Bei der Kosten/Nutzen-Analyse solcher optimierter Behandlungen sollten sämtliche Kosten einschließlich der gesellschaftlichen Auswirkungen der Erkrankung (z. B. Ausfall von produktiver Arbeitskraft durch Krankschreibung und evtl. Frühberentung) Berücksichtigung finden.

Literatur

AHCPR (1993) Clinical Practice Guideline Number 5: Depression in Primary Care, vol 2. Treatment of Major Depression. Rockville, Md: US Dept Health Human Services, Agency for Health Care Policy and research. AHCPR publication 93-0551

APA (1993) Practice Guideline for Major Depressive Disorder in Adults. Am J Psychiatry 150(Suppl):1–26

Callahan CM, Hendrie HC, Dittus RS, Brater DC, Hui SL, Tierney WM (1994) Improving treatment of late life depression in primary care: a randomized clinical trial. J Am Geriatr Soc 42(8):839–846

Dowrick C, Buchan I (1995) Twelve month outcome of depression in general practice: does detection or disclosure make a difference? Brit Med J 311:1274–1276

Goldberg D et al (1999) The management of anxious depression in primary care. J Clin Psychiatry 60(Suppl 7):39–42

Katon W, von Korff M, Lin E, Walker E, Simon GE, Bush T, Robinson P, Russo J (1995) Collaborative management to achieve treatment guidelines. Impact on depression in primary care. JAMA 273(13):1026–1031

Katon W, Robinson P, von Korff M, Lin E, Bush T, Ludman E, Simon G, Walker E (1996) A multifaceted intervention to improve treatment of depression in primary care. Arch Gen Psychiatry 53(10):924–932

Lave JR, Frank RG, Schulberg HC, Kamlet MS (1998) Cost-effectiveness of treatments for major depression in primary care practice. Arch Gen Psychiatry 55(7):645–651

Lin EH, Katon WJ, Simon GE, von Korff M, Bush TM, Rutter CM, Saunders KW, Walker EA (1997) Achieving guidelines for the treatment of depression in primary care: Is physician education enough? Med Care 35:831–842

Melfi CA, Chawla AJ, Croghan TW, Hanna MP, Kennedy S, Sredl K (1998) The effects of adherence to antidepressant treatment guidelines on relapse and recurrence of depression. Arch Gen Psychiatry 55:1128–1132

Moon CA, Vince M (1996) Treatment of major depression in general practice: a doubleblind comparison of paroxetine and lofepramine. Br J Clin Pract 50(5):240–244

Mynors-Wallis LM, Gath DH, Lloyd-Thomas AR, Tomlinson D (1995) Randomised controlled trial comparing problem solving treatment with amitriptyline and placebo for major depression in primary care. BMJ 18/310(6977):441–445

Panzarino PJ (1998) The costs of depression: Direct and indirect; treatment versus nontreatment. J Clin Psychiatry 59(suppl 20):11–14

Ravindran AV, Judge R, Hunter BN, Bray J, Morton NH (1997) A double-blind, multicenter study in primary care comparing paroxetine and clomipramine in patients with depression and associated anxiety. Paroxetine Study J Clin Psychiatry 58(3):112–118

Schulberg HC, Block MR, Madonia MJ, Rodriguez E, Scott CP, Lave J (1995) Applicability of clinical pharmacotherapy guidelines for major depression in primary care settings. Arch Fam Med 4(2):106–112

Schulberg HC, Block MR, Madonia MJ, Scott CP, Rodriguez E, Imber SD, Perel J, Lave J, Houck PR, Coulehan JL (1996) Treating major depression in primary care practice. Eight-month clinical outcomes. Arch Gen Psychiatry 53(10):913–919

Schulberg HC, Katon W, Simon GE, Rush AJ (1998) Treating major depression in primary care practice: an update of the Agency for Health Care Policy and Research Practice Guidelines. Arch Gen Psychiatry 55(12):1121–1127

Schulberg HC, Katon WJ, Simon GE, Rush AJ (1999) Best clinical practice: guidelines for managing major depression in primary medical care. J Clin Psychiatry 60(Suppl 7):19–26.

Van Calker D, Berger M (2000) Behandlungsleitlinie affektive Störungen. In: Praxisleitlinien in Psychiatrie und Psychotherapie, Band 5. Deutsche Gesellschaft für Psychiatrie, Psychotherapie und Nervenheilkunde (Hrsg) Steinkopff, Darmstadt S 1–126

Von Korff M, Katon W, Bush T, Lin EH, Simon GE, Saunders K, Ludman E, Walker E, Unutzer J (1998) Treatment costs, cost offset, and cost-effectiveness of collaborative management of depression. Psychosom Med 60(2):143–149

KAPITEL 15

Das Kompetenznetz „Depression, Suizidalität"   15

U. HEGERL, W. ZIEGLER, V. HENKEL und D. ALTHAUS

Im Juli 1999 startete ein bundesweites und hinsichtlich seiner Form und Intention bisher einmaliges Projekt gegen die Volkskrankheit Depression: das Kompetenznetz „Depression, Suizidalität". Nach einem mehrstufigen Auswahlprozeß gehört dieses Kompetenznetz zu den Gewinnern einer Ausschreibung des Bundesministeriums für Bildung und Forschung (BMBF) und wird mit ca. 25 Millionen DM über voraussichtlich fünf Jahre gefördert.[1]

Ziel des Forschungsverbundes ist es, Diagnose und Therapie der Depression zu verbessern. Durch Kooperation mit den wichtigsten Partnern im Versorgungssystem sollen bisher vernachlässigte Themen – vor allem auch im Bereich der Primärversorgung – aufgegriffen und der Wissenstransfer von der Forschung in die ärztliche Praxis verbessert werden. Die Begründung für ein derartiges bundesweites Forschungsprogramm ergibt sich aus der gesundheitspolitischen und medizinischen Brisanz der Thematik, die ihrerseits aus der Häufigkeit und Schwere depressiver Erkrankungen und aus den im Prinzip guten therapeutischen Möglichkeiten und dem dramatischen diagnostischen und therapeutischen Defizit (Abb. 1) resultiert.

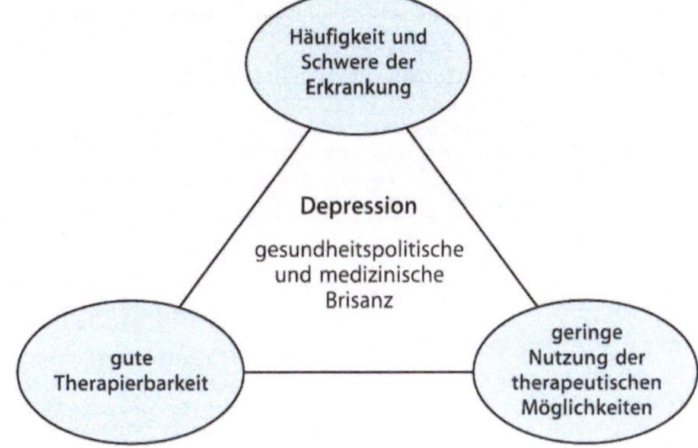

Abb. 1. Faktoren, welche die gesundheitspolitische und medizinische Brisanz depressiver Erkrankungen begründen

---

[1] Sprecher und Koordinator des Projektes ist Prof. Hegerl (LMU), der gemeinsam mit Prof. Möller (LMU) und Prof. Holsboer (Max-Planck-Institut für Psychiatrie) den Antrag auf Förderung gestellt hat.

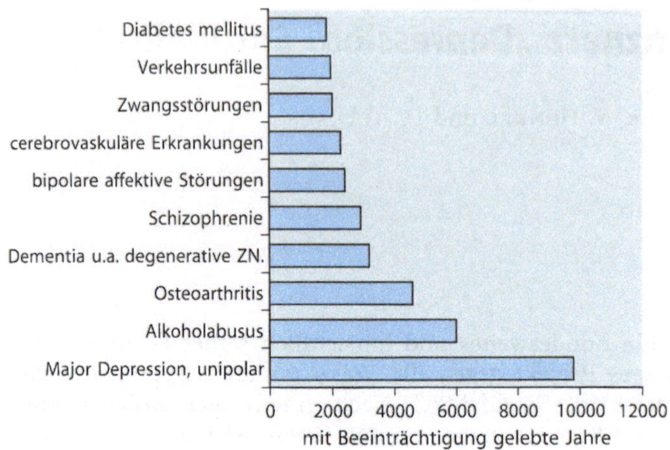

Abb. 2. WHO-Studie. Weltweite Belastung durch Erkrankungen (Murray u. Lopez 1990) [6]

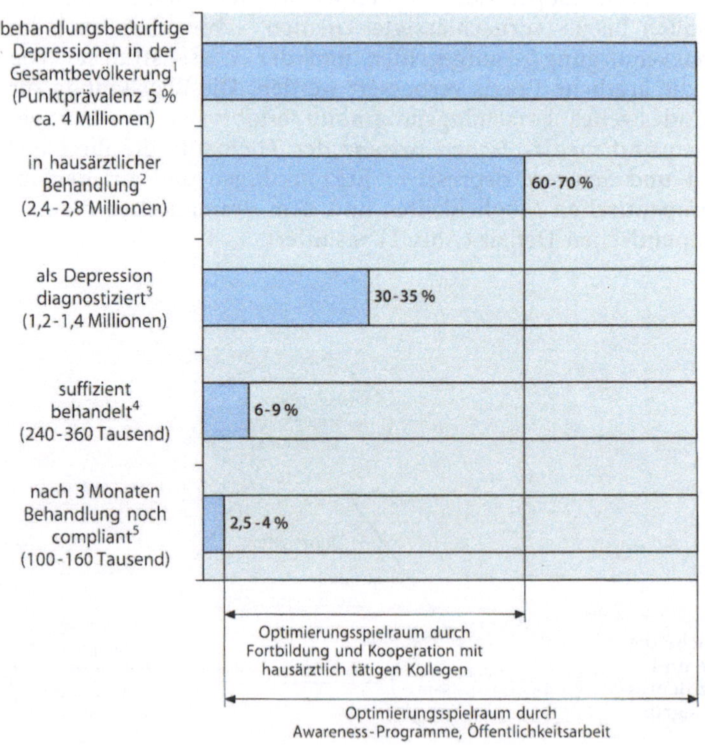

Abb. 3. Optimierungsspielraum

Neuere Untersuchungen der Weltgesundheitsorganisation (WHO) [6] und der Weltbank unterstreichen mit überraschender Deutlichkeit die herausragende medizinische und gesundheitspolitische Bedeutung depressiver Erkrankungen. Gemessen an dem zentralen Indikator YLD (years lived with disability), ein u.a. nach der Schwere der Beeinträchtigung gewichtetes Maß für die Erkrankungsjahre in einer Bevölkerungsgruppe, kommt den unipolaren Depressionen in den entwickelten Ländern die größte Bedeutung zu – mit weitem Abstand vor allen anderen körperlichen und psychiatrischen Volkskrankheiten (Abb. 2). Diese Bedeutung ergibt sich aus der Häufigkeit und der oft unterschätzten Schwere depressiver Erkrankungen.

In Deutschland leiden ca. 4 Millionen Menschen an einer depressiven Störung. Die Depression beeinträchtigt wie kaum eine andere Erkrankung in fundamentaler Weise die Lebensqualität der Betroffenen und stellt oft ein lebensbedrohliches Leiden dar. Circa 15% der Patienten mit schweren Depressionen versterben an Suizid. In Deutschland nahmen sich 1997 über 12000 Menschen das Leben, wobei die meisten Suizide im Rahmen depressiver Erkrankungen erfolgen. Die Zahl ernsthafter Suizidversuche ist um das ca. 10fache höher als die der vollzogenen Suizide.

Der Abbildung 3 ist zu entnehmen, daß die Mehrzahl der Patienten mit behandlungsbedürftigen Depressionen nicht diagnostiziert und nicht suffizient therapiert wird. Dies ist ein nicht tolerierbarer Zustand, da die große Mehrzahl der depressiven Patienten mit Antidepressiva und/oder spezifischer Psychotherapie (z.B. kognitive Verhaltenstherapie) erfolgreich behandelt werden könnte.

Ziel des Kompetenznetz „Depression, Suizidalität": Optimierung

Das Kompetenznetz „Depression, Suizidalität" hat zum Ziel, die Krankheit, ihre Formen, Symptome und Behandlungsmethoden bei den Betroffenen und in der Öffentlichkeit bekannter zu machen und in enger Zusammenarbeit mit den Hausärzten diagnostische und therapeutische Defizite zu beheben.

Darüber hinaus soll das Kompetenznetzwerk dazu beitragen, die anwendungsorientierte Forschung zu verbessern, und zum Beispiel Fragen aus dem ambulanten und hausärztlichen Bereich intensiver als bisher aufgreifen.

Eingebunden in das Netzwerk sind 18 Forschungseinrichtungen und Universitätskliniken, ferner Bezirks- und Landeskrankenhäuser, Psychosomatische Kliniken, niedergelassene Ärzte und Praxisnetze, Krankenkassen, die Industrie und weitere wichtige Partner im Versorgungssystem. Das Netzwerk will insgesamt sechs Teilprojekte realisieren, die ihrerseits wieder aus mehreren Subprojekten bestehen. Zur Zeit sind insgesamt 25 Subprojekte geplant. Das Kompetenznetz „Depression, Suizidalität" stellt demnach in seiner Struktur und seinen Zielen einen qualitativ neuen Ansatz dar. Durch Einbindung der niedergelassenen, insbesondere hausärztlich tätigen Ärzte sowie anderer wichtiger, an der Versorgung depressiver Patienten beteiligter Partner, soll der Fragmentierung im Gesundheitssystem entgegengewirkt und neue Kommunikationsstrukturen verankert werden. Über die geplanten Forschungsprojekte hinaus ist das zentrale Anliegen des Kompetenznetzes die dauerhafte

Verbesserung der Behandlung und Versorgung von depressiven Erkrankungen. Die enge Zusammenarbeit zwischen forschenden Einrichtungen und den hausärztlich tätigen Ärzten ist dabei entscheidend, da hier die größten Optimierungsspielräume liegen. In diesem Versorgungsbereich finden sich einerseits die meisten depressiven Patienten, andererseits wird aber bei weit mehr als 50 Prozent der Patienten die depressive Erkrankung nicht erkannt bzw. nicht suffizient behandelt. Im folgenden sollen zwei Subprojekte des Kompetenznetzes vorgestellt werden, in denen der zentralen Rolle der Hausärzte Rechnung getragen wird.

1. Evaluation eines suizidpräventiven Awareness-Programms in Nürnberg

Seit den ermutigenden Ergebnissen der Gotland-Studie wird der hausärztlichen Versorgung von Patienten eine große Bedeutung für eine effektive Suizidprävention beigemessen. In dieser Studie wurde den Allgemeinärzten der Insel Gotland ein edukatives Programm zu den Themen Depression und Suizidalität angeboten und dieses evaluiert. Es konnte in der Folge eine annähernde Halbierung der Suizidziffern beobachtet werden, und auch weitere gesundheitsökonomische Variablen wiesen auf einen Erfolg des Programms hin. Dennoch kann nicht übersehen werden, daß die Evaluation suizidpräventiver Maßnahmen eine Vielzahl methodologischer Probleme mit sich bringt. Bezüglich der Gotland-Studie wurde zum einen die kleine Größe der untersuchten Region (56 000 Einwohner) und die damit sehr geringen Fallzahlen kontrovers diskutiert, zum andern wurde das Fehlen einer Kontroll-Region kritisiert.

Im Rahmen des Kompetenznetzes „Depression, Suizidalität" findet eine inhaltliche und methodologische Weiterentwicklung der Gotland-Studie statt. Ziel ist dabei die Evaluation eines ab Januar 2001 in Nürnberg (500 000 Einwohner) durchgeführten Awareness-Programms. In Zusammenarbeit mit niedergelassenen Ärzten wird eine Vielfalt unterschiedlicher suizidpräventiver Maßnahmen implementiert. Dazu gehören: Fortbildungsveranstaltungen für Hausärzte, Informationsvideos für Hausärzte und Patienten, Hotline zur Diagnose- und Therapieberatung von Ärzten, die Unterstützung von Qualitätszirkeln, Öffentlichkeitsarbeit zur Information über depressive Erkrankungen und zur Enttabuisierung der Thematik sowie Notrufnummer und Krisenpass für Patienten nach Suizidversuch. Ein wichtiger Faktor ist dabei die Vernetzung bereits vor Ort bestehender versorgungsrelevanter Strukturen (Kliniken, niedergelassene Ärzte, Psychotherapeuten, ärztlicher Kreisverband, Beratungszentren, Kirchen, Selbsthilfe- und Angehörigengruppen). Das Programm wird zunächst über einen Zeitraum von 24 Monaten durchgeführt (Abb. 4).

Als Hauptkriterium für die Erfolgsbeurteilung wird die Entwicklung der Suizide und Suizidversuche in Nürnberg evaluiert und Daten aus Vergleichsregionen gegenübergestellt. Suizidversuche sind ein medizinisch und gesundheitsökonomisch bedeutsamer Aspekt der Suizidalität. Möglicherweise können mit ihnen die Effekte des Awareness-Programms empfindlicher abgebildet werden als durch die Suizide selbst.

Darüber hinaus werden zahlreiche weitere Variablen erfaßt und ausgewertet. Dazu gehören: Häufigkeit von Überweisungen zu Fachärzten und psych-

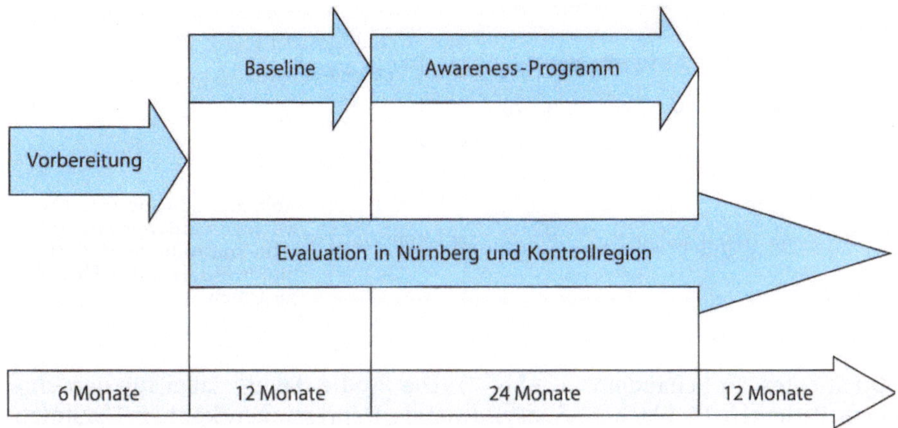

Abb. 4. Zeitlicher Ablauf der Evaluation des suizidpräventiven Awareness-Programms in Nürnberg

iatrischen Kliniken, Veränderungen von Einweisungsdiagnosen, Veränderung psychopharmakologischer Verschreibungsprofile im Raum Nürnberg, die Häufigkeit von Krankschreibungen, Inanspruchnahme der angebotenen Maßnahmen (z. B. Hotline und Krisenpaß), Erfassung des öffentlichen Kenntnisstands zu Depression vor und nach Durchführung des Programms. Dabei sind Dr. Dr. Niklewski (Leiter der Psychiatrischen Klinik Nürnberg), Dr. Wambach (Facharzt für Allgemeinmedizin, Vorsitzender Praxisnetz Nürnberg Nord) und Dr. Bangemann (Facharzt für Allgemeinmedizin, Vorsitzender Praxisnetz Nürnberg Süd) wichtige Kooperationspartner vor Ort.

Falls sich mit Hilfe dieses Programms die Suizidalität signifikant senken läßt, so ist eine bundesweite Ausdehnung des Awareness-Programms anzustreben.

2. Behandlung minorer Formen der Depression

In hausärztlichen Praxen werden sehr häufig Patienten mit leichteren depressiven Bildern, oft in Kombination mit Angstsymptomatik oder multiplen körperlichen Beschwerden, gesehen. Wie diese diagnostisch heterogene Patientengruppe zu behandeln ist, ist bisher kaum untersucht. Deshalb besteht hier eine große therapeutische Unsicherheit, die mit dazu beiträgt, daß die depressive Störung von Seiten der Hausärzte häufig nicht diagnostiziert wird. Die Ergebnisse der zu besprechenden klinischen Studie sollen dazu beitragen, daß dieses Defizit reduziert wird. Um dieses Ziel zu erreichen, ist eine enge Zusammenarbeit mit niedergelassenen, freipraktizierenden Hausärzten geplant. Aus dem Kreis ihrer Patienten werden die Studienteilnehmer mit Hilfe verschiedener Screeningverfahren (WHO-5 Index zum Wohlbefinden [7], General Health Questionnaire [8], Patient Health Questionnaire-Depression QHQ-D [9]) rekrutiert.

Es ist geplant, insgesamt 500 der gescreenten Patienten in eine fünfarmige, randomisierte, kontrollierte Studie einzuschließen, also in jedem Studienarm

1) Kognitive Verhaltenstherapie   N = 100

2) Antidepressivum (SSRI/Sertralin)   N = 100

3) Unterstützende Gruppe   N = 100

4) Placebo   N = 100

5) Freie Therapiewahl   N = 100

Abb. 5. Studiendesign. 10-wöchige randomisierte, placebo-kontrollierte, doppelblinde Studie mit 5 Therapiearmen

100 Patienten zu behandeln (s. Abb. 2). Die Studie dauert dabei für den einzelnen Patienten 10 Wochen. Subsyndromale Depressionen können Vorstufen für majore Depressionen sein, haben aber zum großen Teil ihren eigenen chronischen Verlauf. Um hier zusätzlich Erkenntnisse zu gewinnen, ist für jeden Patienten eine Follow-up Untersuchung nach einem Jahr geplant.

Getestet werden soll zum einen die Wirksamkeit einer Behandlung mit Sertralin gegenüber Placebo (doppelblind), zum zweiten kognitive Verhaltenstherapie gegenüber einer unterstützenden Gruppe, und zum dritten soll die Bedeutung des Krankheitskonzeptes und die Therapieerwartung für den Behandlungserfolg untersucht werden, indem den Patienten des fünften Therapiearmes die freie Wahl zwischen Sertralin oder kognitiver Verhaltenstherapie überlassen wird. Denkbar ist zum Beispiel, daß Patienten, die einen besseren Erfolg durch Psychotherapie erwarten, auch tatsächlich besser darauf ansprechen; analoges gilt für die Pharmakotherapie. Ließe sich ein bedeutsamer Effekt der Therapieerwartung oder des Krankheitskonzeptes der Patienten nachweisen, so müßte dieser Aspekt zukünftig verstärkt bei der Therapieplanung berücksichtigt werden.

Verschiedene Übersichtsarbeiten zeigen, daß mit der kognitiven Verhaltenstherapie eine wirksame Behandlungsmethode bei Depressionen zur Verfügung steht. Als Kontrolle wird ein vergleichendes Gruppenprogramm durchgeführt, in dem nur die bei allen psychotherapeutischen Richtungen eigenen unspezifischen Elemente verwirklicht werden, so daß spezifische von unspezifischen Effekten differenziert werden können. Die Ergebnisse der Studie sollen die Frage der Hausärzte nach der adäquaten Behandlung der von ihnen häufig gesehenen Patienten mit depressiven Bildern beantworten und damit die Versorgungssituation dieser Patienten verbessern (Abb. 5).

Literatur

1. Wittchen HU, Knauper B, Kessler RC (1994) Lifetime risk of depression. Br J Psychiatry 26:16–22
2. Montano CB (1994) Recognition and treatment of depression in a primary care setting. J Clin Psychiatry 55:18–37
3. Üstün TB, Sartorius N, Costa e Silva JE, Goldberg D, Lecrubier Y, Ormel J, von Korff M, Wittchen HU (1993) An international study of psychological problems in primary care. Arch Gen Psychiatry 50:819–824

4. Lepine JP, Gastpar M, Mendlewicz J, Tylee A (1997) Depression in the community: the first pan-European study DEPRES (Depression Research in European Society). Int Clin Psychopharmacol 12:19–29
5. Katon W, Robinson P, von Korff M, Lin E, Bush T, Ludman E, Simon G, Walker E (1996) A multifacated intervention to improve treatment of depression in primary care. Arch Gen Psychiatry 53:924–932
6. Murray CJ, Lopez AD (1997b) The global burden of disease in 1990: Final results and their sensitivity to alternative epidemiological perspectives, discount rates, age-weights and disability weights. In: Murray CJ, Lopez AD. The global burden of disease. Global burden of disease and injury series, vol I), Harvard University Press, Harvard, pp 247–293
7. WHO Report (1998) Well-being measures in primary health care. The Deepcare Project. (EUR/ICP/ QCPH 05 01 03)
8. Hobi V, Gerhard U, Gutzwiller F (1998) Mitteilungen über die Erfahrungen mit dem GHQ (General Health Questionnaire) von DG Goldberg. Schweiz Rundschau Med (Praxis) 78:219–225
9. Spitzer RL, Kroenke K, Williams J, and the Patient Health Questionnaire Primary Care Study Group (1999) Validation and Utility of a Self-report Version of PRIME-MD: The PHQ Primary

Bedeutung von Arzneimittelsicherheitsnetzwerken 16 für die Qualitätssicherung der medikamentösen Depressionsbehandlung

E. HAEN*

Die Arbeitsgemeinschaft Arzneimitteltherapie bei psychiatrischen Erkrankungen (AGATE)

Die Arbeitsgemeinschaft Arzneimitteltherapie bei psychiatrischen Erkrankungen (AGATE) ist ein Zusammenschluß von mittlerweile 20 Versorgungskrankenhäusern für Psychiatrie unter dem Dach des Verbandes der Bayerischen Bezirke (Abb. 1, vgl. Autorenfußnote). Die Arbeitsgemeinschaft beschäftigt sich mit allen Aspekten der Psychopharmakatherapie:

- Im Rahmen der Arzneimittelüberwachung in der Psychiatrie Bayerns (AMÜP-Bayern) werden unerwünschte Arzneimittelwirkungen unter Psychopharmaka erfaßt, dokumentiert und an die Arzneimittelkommission der Deutschen Ärzteschaft bzw. das Bundesinstitut für Arzneimittel- und Medizinprodukte weitergeleitet.
- Im Rahmen der sogenannten Stichtagserhebungen werden Daten zum Verordnungsverhalten von Psychopharmaka erhoben.
- Im Rahmen der Nutzen-Risikobewertung neuer Wirkstoffe erarbeiten sich die Mitarbeiter eine eigene, am praktischen Einsatz orientierte Meinung über einen neuen Wirkstoff.
- Die Arbeitsgemeinschaft Arzneimitteltherapie bei psychiatrischen Erkrankungen (AGATE) koordiniert die Durchführung klinischer Studien.
- Die Arbeitsgemeinschaft baut außerdem derzeit einen eigenen Arzneimittelinformationsdienst auf, der eng mit dem Beratungszentrum für Reproduktionstoxikologie in Ulm, Dr. Wolfgang Paulus, kooperiert.

Im folgenden sollen die im Rahmen der Arbeitsgemeinschaft Arzneimitteltherapie bei psychiatrischen Erkrankungen (AGATE) gesammelten Daten zur medikamentösen Therapie von Depressionen vorgestellt werden.

---

* für die Arbeitsgemeinschaft Arzneimitteltherapie bei psychiatrischen Erkrankungen (AGATE)
BKH Ansbach, OA Dr. Mößner; BKH Augsburg, OA Dr. Weiss-Brummer; BKH Bayreuth, OA Dr. Franke; BKH Mainkofen, OA Dr. Groß; Psychiatrische Fachklinik Engelthal, OA Dr. Wunder; Klinikum Erlangen, Dr. Krojer; BKH Gabersee, OA Dr. König; WKH Köppern, Dr. Drach; BKH Haar, Dr. Pfeiffer; KH Agatha Ried, Dr. Leitz; Klinikum Ingolstadt, Dr. Mußmächer; BKH Kaufbeuren, OA Dr. Eckermann; BZK Landsberg, Dr. Kuhlmann; BKH Landshut, OA Dr. Möckel; BKH Lohr, Dr. Gsell; BKH Straubing, Dr. Müller; Schloß Werneck, OA Dr. Ostermeier; BZK Wöllershof, Dr. Bartikowski

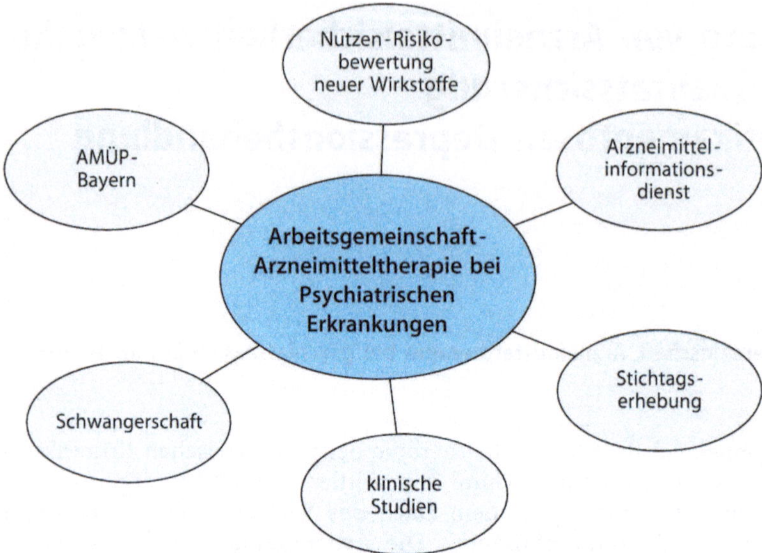

Abb. 1. Aufgaben der Arbeitsgemeinschaft Arzneimitteltherapie bei psychiatrischen Erkrankungen (AGATE)

Die Daten der Stichtagserhebung

Methode

Halbjährlich wird an einem bestimmten Datum von jedem Patienten, der an diesem Tag in den beteiligten Kliniken behandelt wird, Geburtsjahr, Geschlecht, die Hauptdiagnose, Art und Tagesdosis der medikamentösen sowie die nicht-medikamentösen Verordnungen dokumentiert [1].

Verordnungen von Psychopharmaka

Im Jahre 1998 wurden an den beiden Stichtagen insgesamt 7042 Patienten mit 22 622 Verordnungen erfaßt. 5756 dieser Patienten erhielten Psychopharmaka (14 169 Verordnungen). 22,6% dieser Psychopharmakaverordnungen (% PP) entfielen auf die Diagnose Depression, zu 1/3 (7,1% PP) auf das männliche Geschlecht (Abb. 2).

Von den 7042 erfaßten Patienten wurden 1184 (16,8% der erfaßten Patienten, % Pat, = 100% der depressiven Patienten, % DPat) unter der Hauptdiagnose „Depression" geführt. 1149 Patienten (16,3% Pat) erhielten mindestens 1 Psychopharmakon, das heißt, daß 35 Patienten mit der Hauptdiagnose „Depression" (3,0% DPat) an den beiden Stichtagen entweder gar kein Medikament oder nur Nicht-Psychopharmaka verordnet worden war. 1022 der depressiven Patienten erhielten mindestens ein Antidepressivum, das heißt, daß 127 Patienten mit der Hauptdiagnose „Depression" (10,7% DPat) an den bei-

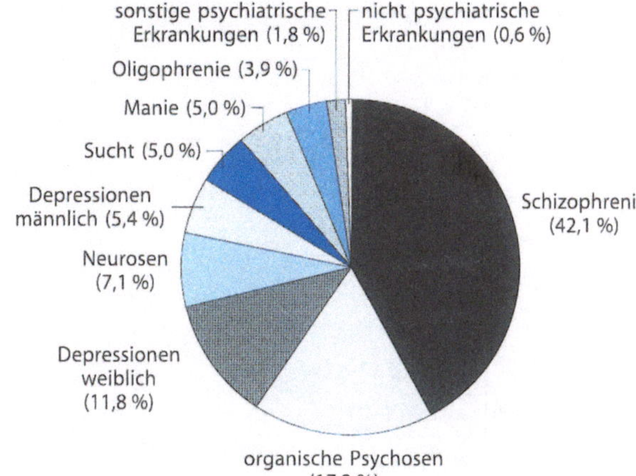

Abb. 2. Psychopharmakaverordnungen 1998 in den Bayerischen Fachkrankenhäusern für Psychiatrie (erfaßt wurden 5756 Patienten, die 14 169 Psychopharmakaverordnungen erhielten

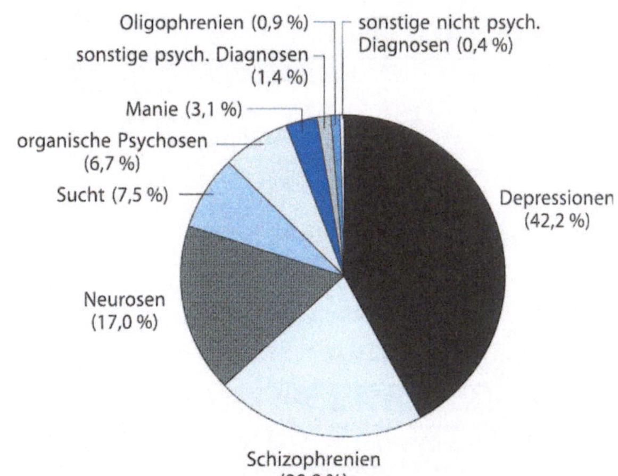

Abb. 3. Verteilung der 1998 in den Bayerischen Fachkrankenhäusern für Psychiatrie verordneten Antidepressiva 1998 auf die psychiatrischen Diagnosegruppen

den Stichtagen ausschließlich andere Psychopharmaka als Antidepressiva verordnet worden war, zu denen in der vorliegenden Auswertung allerdings auch Lithium gerechnet wurde.

Umgekehrt erhielten 2422 der erfaßten Patienten Antidepressiva, das entspricht 34,4% Pat. Die 1022 Patienten mit der Hauptdiagnose „Depression" machen in dieser Gruppe 42,2% aus (Patienten, denen Antidepressiva verordnet waren, % ADPat, Abb. 3).

Die 1149 Patienten, die an den beiden Stichtagen unter der Hauptdiagnose „Depression" in den beteiligten Kliniken mit Psychopharmaka behandelt wurden, erhielten insgesamt 3197 Psychopharmakaverordnungen (22,6% PP = 100% DD, % der unter der Hauptdiagnose „Depression" verordneten Psy-

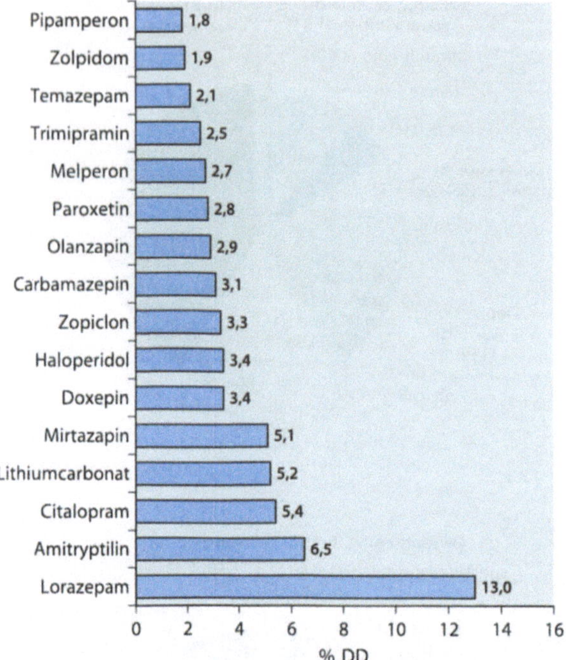

Abb. 4. Rangfolge der unter der Hauptdiagnose Depression 1998 in den Bayerischen Fachkrankenhäusern für Psychiatrie verordneten Psychopharmaka nach ihrer Häufigkeit. Dargestellt ist der Anteil an allen Psychopharmakaverordnungen unter der Hauptdiagnose Depression (% DD, 100% = 3197 Verordnungen)

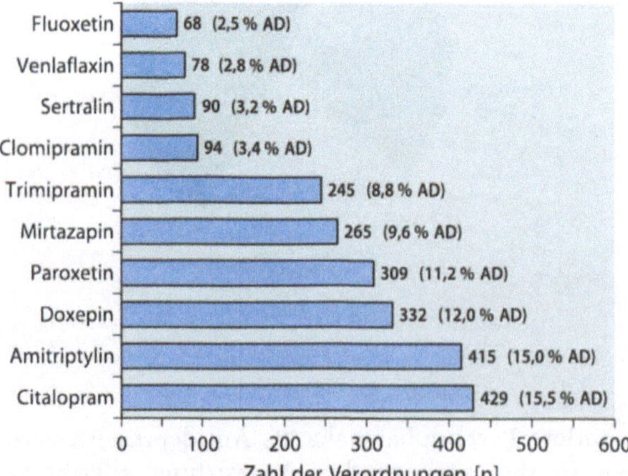

Abb. 5. Rangfolge der 1998 unabhängig von der Diagnose in den Bayerischen Fachkrankenhäusern für Psychiatrie verordneten Antidepressiva. Dargestellt ist die absolute Zahl der Verordnungen und (in Klammern) der Anteil an allen Antidepressivaverordnungen (% AD, 100% = 2770 Verordnungen)

chopharmaka). Mit 13,0% DD wurde am häufigsten Lorazepam verordnet, gefolgt von Amitriptylin (6,5% DD), Citalopram (5,4% DD), Lithiumcarbonat (5,2% DD) und anderen (Abb. 4).

Auf Antidepressiva (ohne Lithium) entfielen 2770 Verordnungen (19,6% PP = 100% der Antidepressivaverordnungen, % AD), auf Lithium 452 Verordnungen (3,2% PP). Das am häufigsten verordnete Antidepressivum war mit 15,5% AD Citalopram, gefolgt von Amitriptylin (15,0% AD) und anderen (Abb. 5).

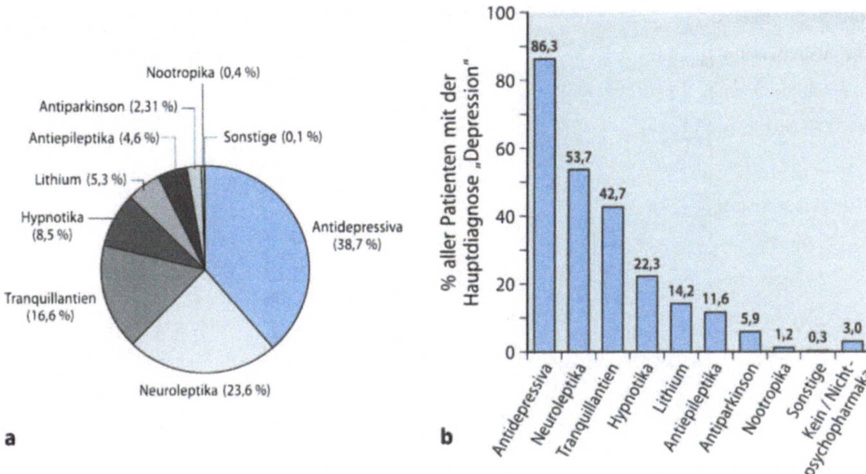

Abb. 6 a, b. Psychopharmakaverordnungen unter der Hauptdiagnose Depression 1998 in den Bayerischen Fachkrankenhäusern für Psychiatrie. **a** Verteilung der Psychopharmakaverordnungen auf die einzelnen Wirkstoffklassen. **b** Darstellung der Patienten, denen die angegebene Wirkstoffklasse verordnet worden waren

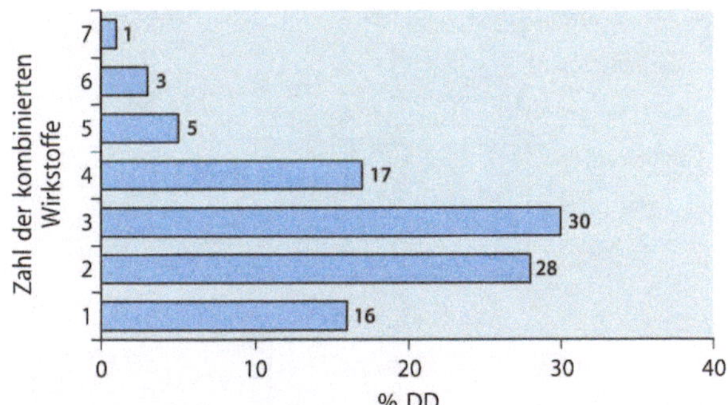

Abb. 7. Darstellung der Kombinationsvielfalt von Psychopharmaka in den Bayerischen Fachkrankenhäusern für Psychiatrie 1998 unter der Hauptdiagnose Depression (1149 Patienten erhielten mindestens 1 Psychopharmakaverordnung). Angegeben ist der Anteil an den Psychopharmakaverordnungen in dieser Diagnosegruppe in %

Von den unter der Hauptdiagnose Depression verordneten Psychopharmaka entfielen 38,6% DD auf Antidepressiva und 5,3% DD auf Lithium, der Rest auf andere Psychopharmaka (Abb. 6a). Andererseits erhielten aber 86,3% aller Patienten mit der Hauptdiagnose „Depression" (% DPat) Antidepressiva (Abb. 6b). Daraus folgt, daß in der Regel unter der Hauptdiagnose Depression mehr als ein Psychopharmakon verordnet wurde, durchschnittlich 2,8 pro Patient, davon 1,2 Antidepressiva pro Patient. Nur 16% aller Patienten mit der Hauptdiagnose „Depression", denen Psychopharmaka verordnet waren, bekamen diese als Monotherapie. 1% dieser Patienten, das heißt 11 Patienten, waren 7 verschiedene Psychopharmaka verordnet (Abb. 7).

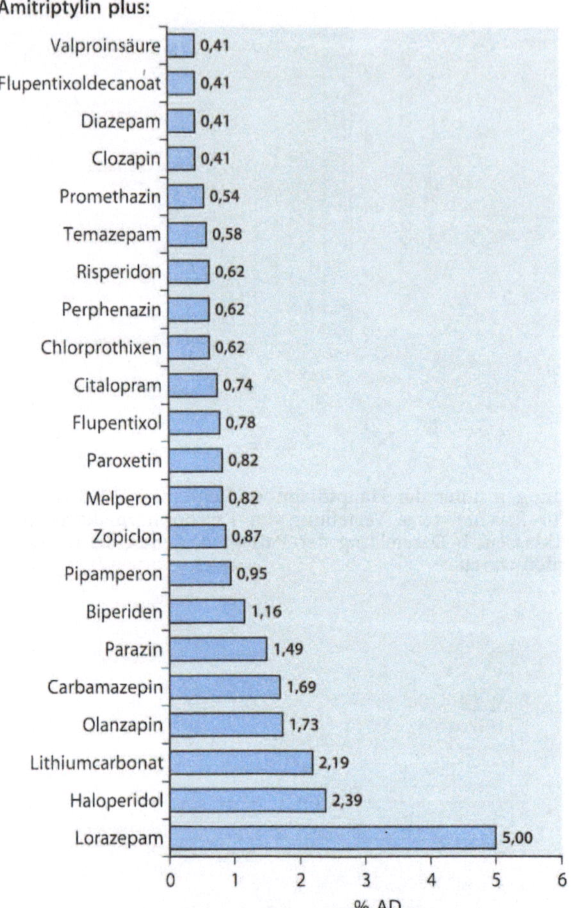

Abb. 8. Kombinationspartner von Amitriptylin 1998 in den Bayerischen Fachkrankenhäusern für Psychiatrie. Der angegebenen Wirkstoff wurde mindestens zehnmal zusammen mit Amitriptylin verordnet

Von den am häufigsten verordneten Antidepressiva geben die Abbildungen 8 und 9 die Kombinationspartner an, die mindestens bei 10 Patienten gemeinsam mit Amitriptylin (Abb. 8) bez. Citalopram (Abb. 9) verordnet wurden, unabhängig von eventuell noch weiteren Wirkstoffen. In beiden Fällen ist die Kombination mit Lorazepam mit Abstand führend (5,0% AD bzw. 5,2% AD) vor Amitriptylin und Haloperidol (2,4% AD) bzw. Citalopram und Zopiclon (2,3% AD).

Wurde lediglich ein weiterer Wirkstoff mit Amitriptylin kombiniert, so geschah dies ebenfalls am häufigsten mit Lorazepam (Abb. 10). Citalopram wurde am häufigsten mit Pipamperon in einer Zweierkombination verordnet (Abb. 11). In Kombination mit zwei weiteren Wirkstoffen wurden sowohl Amitriptylin als auch Citalopram mit dem Benzodiazepin Lorazepam und einem Neuroleptikum, Amitriptylin gleich häufig mit Haloperidol wie mit Risperidon, Citalopram mit Haloperidol, kombiniert (Abb. 12).

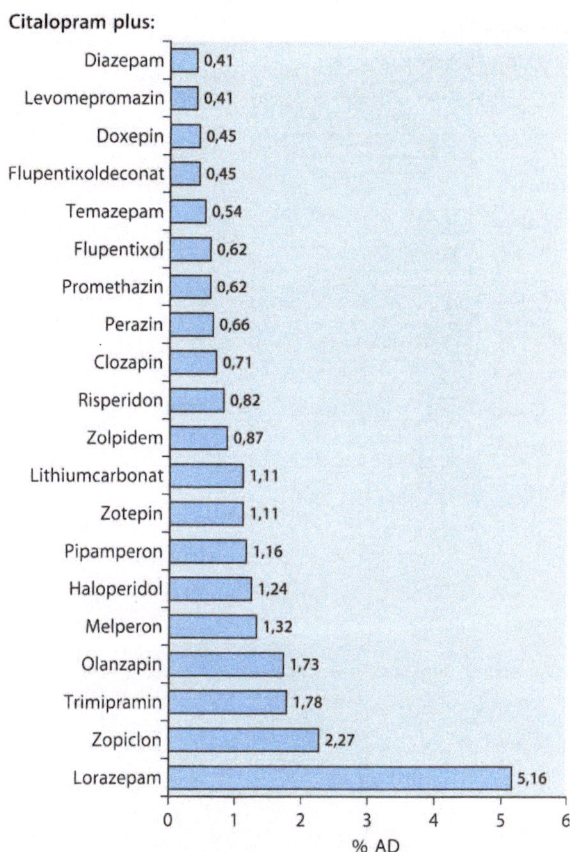

Abb. 9. Kombinationspartner von Citalopram 1998 an den Bayerischen Fachkrankenhäusern für Psychiatrie. Der angegebene Wirkstoff wurde mindestens zehnmal mit Citalopram kombiniert

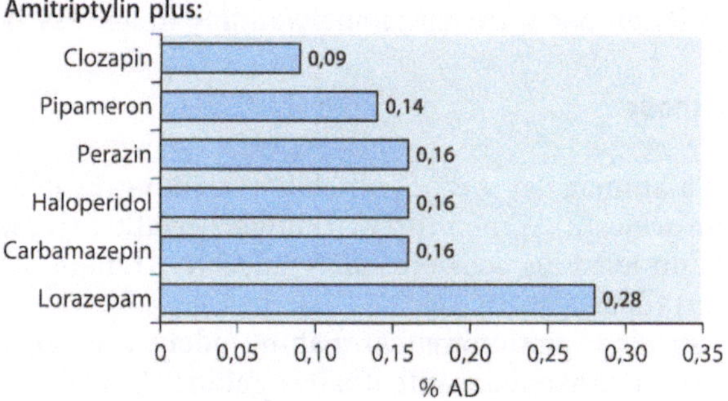

Abb. 10. Kombinationspartner von Amitriptylin in einer Zweierkombination 1998 an den Bayerischen Fachkrankenhäusern für Psychiatrie. Die angegebene Zweierkombination wurde mindestens fünfmal verordnet

Citalopram plus:

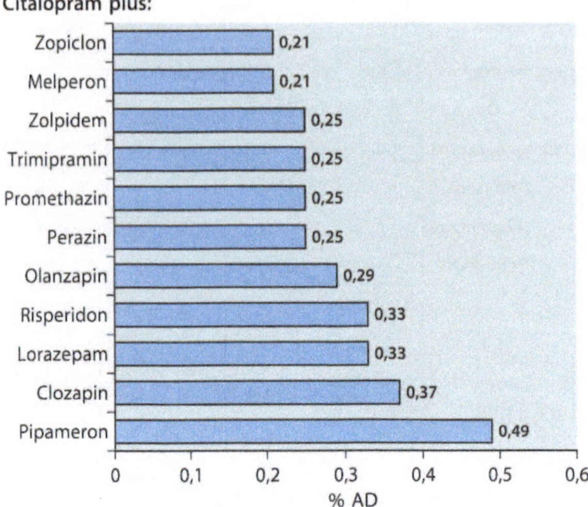

Abb. 11. Kombinationspartner von Citalopram in einer Zweierkombination 1998 an den Bayerischen Fachkrankenhäusern für Psychiatrie. Die angegebene Zweierkombination wurde wenigsten fünfmal verordnet

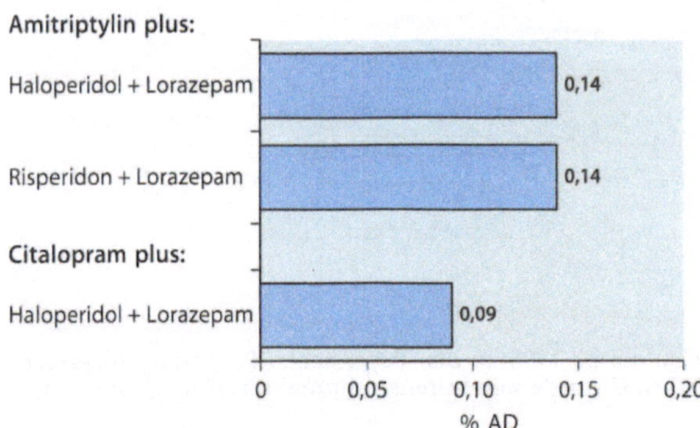

Abb. 12. Kombinationspartner von Amitriptylin und Citalopram in einer Dreierkombination 1998 an den Bayerischen Fachkrankenhäusern für Psychiatrie. Die angegebene Dreierkombination wurde mindestens fünfmal verordnet

Die Daten der Arzneimittelüberwachung in der Psychiatrie Bayerns (AMÜP-Bayern)

Methode

Im Rahmen der Arzneimittelüberwachung in der Psychiatrie Bayerns werden nur *schwere* Arzneimittelwirkungen erfaßt [2]. Nach internationaler Klassifikation wird als schwere unerwünschte Arzneimittelwirkung ein Ereignis definiert, das:
- zu einer stationären Aufnahme oder zu einer Verlängerung eines stationären Krankenhausaufenthaltes geführt hat,
- zu einem bleibenden körperlichen Schaden geführt hat,
- lebensbedrohlich ist oder zum Tod des Patienten geführt hat,
- zum Absetzen der Medikation geführt hat.

Die gemeldeten unerwünschten Arzneimittelwirkungen werden zunächst klinikintern mit den hauseigenen Arzneimittelfachleuten (Fachärzte für Psychiatrie und Neurologie, Klinikapotheker, Klinischer Pharmakologie) diskutiert und anschließend in die alle zwei Monate in München stattfindende zentrale Fallkonferenz eingebracht. Dort wird der Fall erneut mit den AMÜP-Vertretern der anderen angeschlossenen Kliniken diskutiert und bewertet. Hierfür stehen fünf Kriterien zur Verfügung:

0 = kein Zusammenhang
1 = möglich (Wahrscheinlichkeit einer anderen Ursache >50%)
2 = wahrscheinlich (Möglichkeit einer anderen Ursache <50%)
3 = sicher
4 = nicht beurteilbar

Außerdem ist es möglich, die Kombination verschiedener Arzneistoffe als solche mit einem bestimmten Wahrscheinlichkeitsgrad zu belegen. In diesem Fall wird dem entsprechenden Bewertungskriterium die Ziffer 5 vorangestellt.

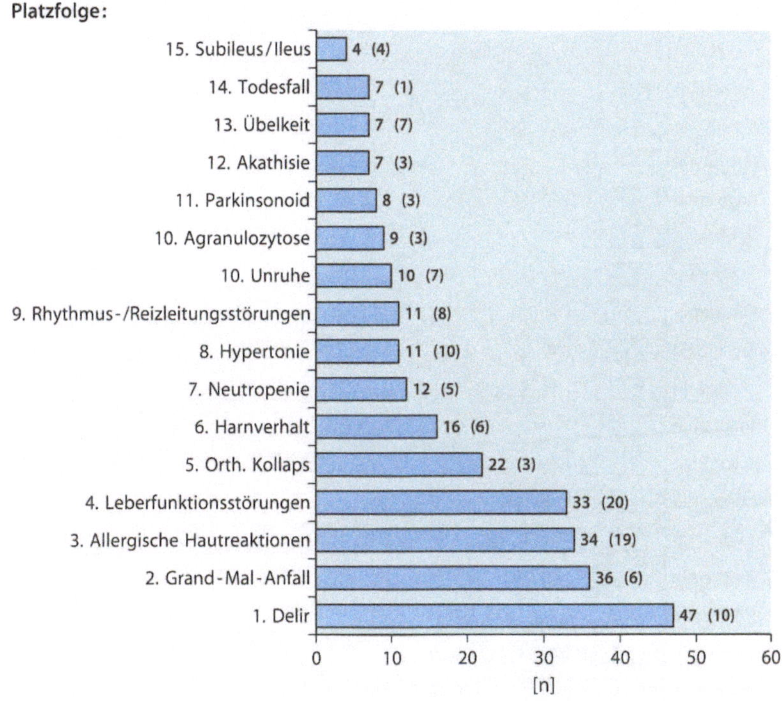

Abb. 13. Durch die Arzneimittelüberwachung in der Psychiatrie Bayerns seit 1990 dokumentierte, schwere unerwünschte Arzneimittelwirkungen unter Antidepressiva (Stand 26. 11. 1999), geordnet nach ihrer Häufigkeit. Insgesamt wurden im angegebenen Zeitraum 394 schwere unerwünschte Arzneimittelwirkungen unter Antidepressiva dokumentiert, auf sie entfielen 450 Psychopharmakaverordnungen. In 172 dieser Fälle wurde ein einzelnes Antidepressivum angeschuldigt (Angaben in Klammern)

Erfassung und Dokumentation unerwünschter Arzneimittelwirkungen erfolgt im Rahmen der Arzneimittelüberwachung in der Psychiatrie Bayerns seit 1990. Im folgenden werden die seither aufgelaufenen Daten zusammengestellt.

Dokumentierte unerwünschte Arzneimittelwirkungen unter Antidepressiva

Unter Antidepressiva (ohne Lithium) wurden seit 1990 394 UAW dokumentiert, in 172 dieser Fälle wurde ein Antidepressivum alleine angeschuldigt, auch wenn es in Kombination mit anderen Wirkstoffen gegeben worden war. Am häufigsten wurde über Delir berichtet, gefolgt von epileptischen Anfällen, allergischen Hautreaktionen, Leberfunktionsstörungen und anderen (Abb. 13).

An den 394 Fällen waren insgesamt 450 Psychopharmakaverordnungen von 22 Wirkstoffen beteiligt. Die Liste wird von Amitriptylin mit 71 Nennungen (davon 34 Einzelanschuldigungen) angeführt. Es folgen der Serotonin-Wiederaufnahmehemmer Paroxetin mit 44 Nennungen (davon 11 Einzelanschuldigungen), sowie weitere Trizyklika wie Maprotilin (40 Nennungen mit

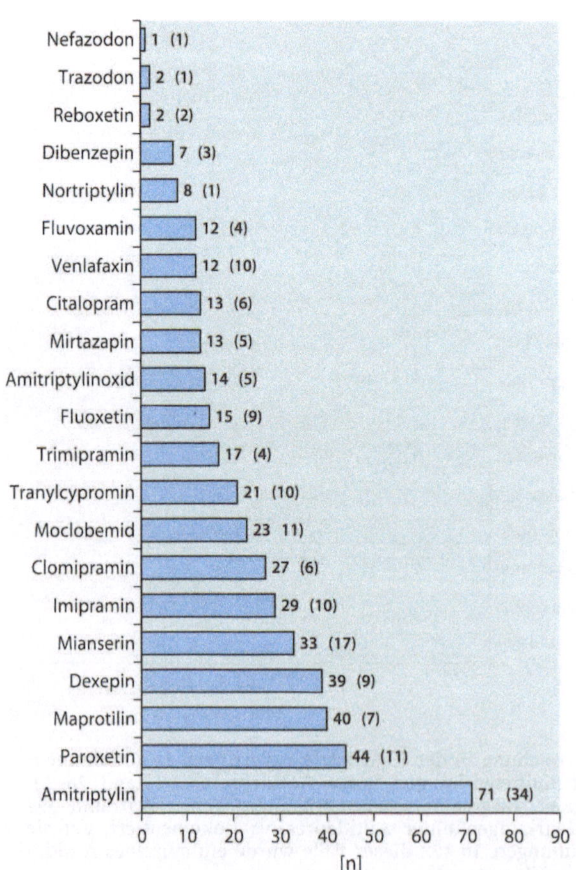

Abb. 14. Darstellung der 22 Antidepressiva, die an den seit 1990 durch die AMÜP-Bayern dokumentierten 394 schweren unerwünschten Arzneimittelwirkungen unter Antidepressiva beteiligt waren

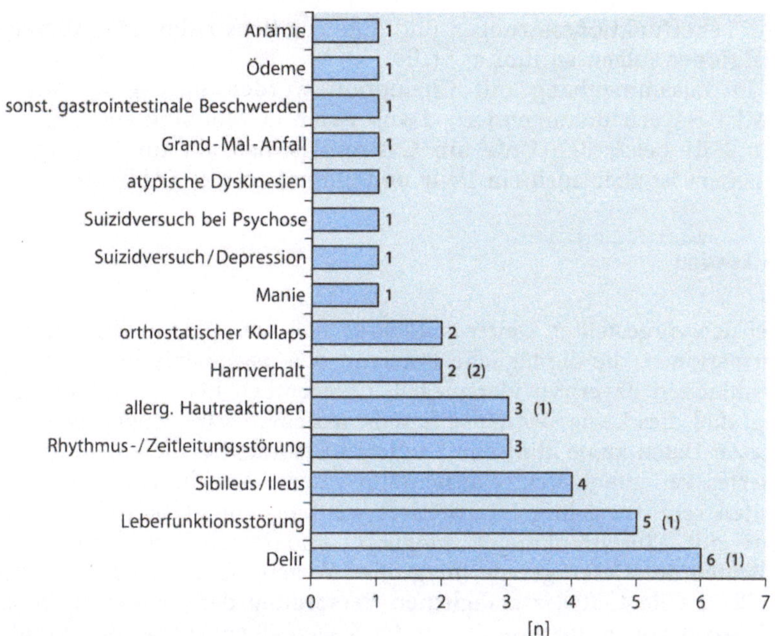

Abb. 15. Darstellung der 34 schweren unerwünschten Arzneimittelwirkungen, die seit 1990 im Bereich der Arzneimittelüberwachung in der Psychiatrie Bayerns für Amitriptylin dokumentiert wurden. In diesen Fällen wurde Amitriptylin als einziger Wirkstoff für die UAW angeschuldigt, die Angaben in Klammern beziehen sich auf eine Monotherapie mit Amtitriptylin

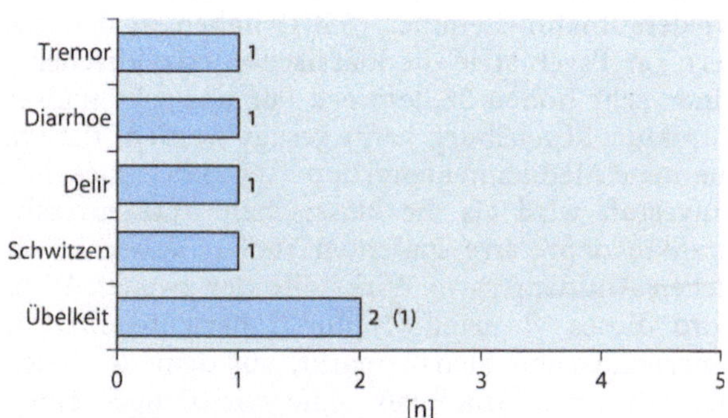

Abb. 16. Darstellung der sechs seit 1997 im Bereich der Arzneimittelüberwachung in der Psychiatrie Bayerns dokumentierten schweren unerwünschten Arzneimittelwirkungen, für die Citalopram als einziger Wirkstoff angeschuldigt wurde. Die Angaben in Klammern beziehen sich auf eine Monotherapie mit Citalopram

7 Einzelanschuldigungen), Doxepin (39 Nennungen mit 9 Einzelanschuldigungen) und andere (Abb. 14).

Von den 34 Fällen, an denen Amitriptylin beteiligt und alleine mit der UAW in Verbindung gebracht worden war, waren 5 unter einer Amitriptylin-Monotherapie aufgetreten. Auch hier steht das Delir an erster Stelle, gefolgt von Leberfunktionsstörungen und Subileus/Ileus (Abb. 15). Allergische Hautreaktionen folgen an fünfter Stelle.

In Zusammenhang mit Citalopram wurden bislang 6 Fälle durch die AMÜP-Bayern dokumentiert, davon einer in Monotherapie. Hier stehen die für SSRI bekannten UAW am Gastrointestinaltrakt im Vordergrund, dokumentiert ist aber auch ein Delir und einmal Tremor (Abb. 16).

Diskussion

Bei den vorgestellten Daten handelt es sich um epidemiologisch erhobene Informationen, die die tägliche Praxis in den psychiatrischen Versorgungskrankenhäusern Bayerns widerspiegelt. Gelegentlich hört man etwas geringschätzig, daß dies keine „evidence based medicine" wäre. Zugegebenermaßen liegt diesen Daten keine klinische Studie zu Grunde, für die ein sorgfältig selektioniertes Patientenkollektiv ausgewählt wurde. Aus diesem Grunde müssen die Daten sehr vorsichtig interpretiert werden, eine statistische Bearbeitung ist nur mit Einschränkungen möglich. Andererseits ist dieser vermeintliche Nachteil der Daten gerade ihr großer Vorteil, da sie die Praxis abbilden, das heißt die Realität der alltäglichen Versorgung depressiver Patienten und des Einsatzes von Antidepressiva in den bayerischen Versorgungskrankenhäusern für Psychiatrie, die aber wohl für psychiatrische Fachkliniken generell stehen dürften.

Im folgenden soll auf einige Punkte hingewiesen werden, die beim Betrachten der Daten besonders auffallen:

Auch mehr als 10 Jahre nach Markteinführung der selektiven Serotoninwiederaufnahmehemmer (SSRI) haben in den Bayerischen Fachkrankenhäusern für Psychiatrie die klassischen trizyklischen Antidepressiva noch immer einen sehr hohen Stellenwert. Für das sehr konservativ verordnende Bezirksklinikum Regensburg kann gesagt werden, daß von den Klinikern insgesamt die neue Medikamentengruppe der SSRI noch immer als schwächer wirksam eingestuft wird als die klassischen Antidepressiva. Für wirklich schwer erkrankte depressive Patienten stellen daher in der Praxis nach wie vor die neuen Antidepressiva Wirkstoffe der zweiten Wahl dar. Emotional unterstützt wird dieses Vorurteil (?) durch Berichte über den völlig anders gelagerten amerikanischen Pharmamarkt, auf dem der SSRI Fluoxetin unter dem Handelsnahmen Prozac® als „Lifestyle Droge" eine zwar marktbeherrschende, nichtsdestotrotz pharmakologisch unseriöse Rolle spielt [3].

Trotzdem wäre es natürlich zu wünschen, daß auch in der Therapie mit Antidepressiva Wirkstoffe mit einem besseren Nutzen-Risikoprofil auf breiter Front der Vorzug gegeben würde, wenn diese tatsächlich zur Verfügung stehen.

In diesem Zusammenhang müssen die Zahl der UAW-Meldungen im Bereich der Arzneimittelüberwachung der Psychiatrie Bayerns ebenfalls sehr vorsichtig interpretiert werden. Auf den ersten Blick erscheint die hohe Zahl von UAW-Meldungen zu Amitriptylin im Vergleich zu der sehr niedrigen Zahl von Citalopram das Vorurteil, daß Trizyklika schlechter verträglich sind als die neuen SSRI, vollauf zu bestätigen. Dabei muß jedoch berücksichtigt werden, daß die UAW-Fälle zu Amitriptylin bereits seit Beginn der Datendokumentation durch die AMÜP-Bayern im Jahre 1990 gesammelt werden, während Citalopram im Berichtszeitraum 1998 gerade erst im dritten Jahr auf dem Markt war. Von da her müssen die absoluten Zahlen auseinander klaffen.

Auffallend ist ebenfalls, daß eine große Zahl von Patienten, die in den angeschlossenen Häusern unter der Hauptdiagnose Depression behandelt wurden, entweder keine oder nur Nichtpsychopharmaka als Medikation erhielten. Bevor dies zu falschen Schlüssen führt, soll an dieser Stelle nochmals auf die Methodik zu den Stichtagserhebungen hingewiesen werden. Es handelt sich um die Dokumentation von zwei einzelnen Tagen im Jahresablauf, d. h. sollte bei einem depressiven Patienten an diesem Tage die Medikation mit Antidepressiva z. B. wegen Umstellung auf ein anderes Medikament, oder zur Reduktion evtl. toxischer Plasmakonzentrationen pausiert worden sein, so gehen diese Patienten ebenfalls in die Gruppe der nicht- oder nur mit Nicht-Psychopharmaka behandelten Patienten ein.

Allerdings ist in jedem Falle kritisch zu sehen, daß ein immer noch erheblicher Anteil von Patienten an den beiden Stichtagen mit einer Kombination aus sieben verschiedenen Psychopharmaka behandelt wurde. Natürlich ist der Eindruck offensichtlich richtig, daß viele depressive Patienten nur von einer Kombination mehrerer Wirkstoffe profitieren. Auch ist es sicherlich richtig, daß sich unter den Mehrfachkombinationen Patienten befinden, bei denen während der Umstellung auf einen anderen Wirkstoff ein Medikament ausgeschlichen und ein anderes eingeschlichen wird. In jedem Fall sollte aber eine moderne Pharmakotherapie darauf abzielen, soviel Medikamente wie nötig, dabei aber so wenig wie möglich einzusetzen. Ein Szenario unter dem sieben verschiedene Psychopharmaka benötigt werden, erscheint in diesem Zusammenhang nur schwer vorstellbar.

Gerade dieser Punkt zeigt aber den hohen Wert eines Arzneimittelsicherheitsnetzwerkes wie der Arbeitsgemeinschaft Arzneimitteltherapie bei psychiatrischen Erkrankungen (AGATE) für das Qualitätsmanagement und die Arzneimittelsicherheit bei der Therapie von Depressionen: Allein die Beschäftigung mit diesen die Praxis der Arzneimitteltherapie in der Psychiatrie reflektierenden Daten schärft bereits das Problembewußtsein. Kernstück der Arbeit in der Arbeitsgemeinschaft Arzneimitteltherapie bei psychiatrischen Erkrankungen (AGATE) sind die hausinternen und zentralen Fallkonferenzen. Das an diesen Konferenzen teilnehmende medizinische Fachpersonal, im gleichen Maße Ärzte wie Pflegekräfte und Apotheker, nimmt an einer Fortbildungsveranstaltung teil, die den Charakter eines Qualitätszirkels hat. Dies ist sicherlich der wesentlichste Nutzen für die Qualitätssicherung bei der medikamentösen Therapie von Depressionen.

Danksagung

Der Autor dankt ganz herzlich Frau Petra Spindler aus der Arbeitsgruppe Basisdokumentation des Bezirksklinikums Regensburg für die exzellente Arbeit bei der Zusammenstellung der Daten. Ein herzlicher Dank gilt auch Frau Piel-

meier-Ullrich für die kompetente und zuverlässige Mitarbeit bei der Manuskripterstellung. Herrn Dr. Fischer-Barnicol und Herrn Dr. Bernd Ibach im Bezirksklinikum Regensburg, danke ich für die kritische Durchsicht des Manuskriptes.

Literatur

1. Lippert E, Aigner JM, Grohmann R, Klein HE, Schmauß M, Rüther E (1996) Anwendungshäufigkeiten und Dosierungen von Psychopharmaka an psychiatrischen Versorgungskrankenhäusern. Psychopharmakotherapie 3:178–183
2. Haen E, Aigner JM, Jost D, Lippert E, Spindler P, Klein HE (1999) Die Arzneimittelüberwachung in der Psychiatrie Bayerns (AMÜP-Bayern). Arzneimitteltherapie 17:93–96
3. Olfson M, Marcus SC, Pincus HA, Zito JM, Thompson JW, Zarin DA (1998) Antidepressant prescribing practices of outpatient psychiatrists. Arch Gen Psychiatry 55:310–316

Abkürzungen

% AD	=	% aller Antidepressivaverordnungen
% DD	=	% aller Psychopharmakaverordnungen unter der Hauptdiagnose „Depression"
% PP	=	% aller Psychopharmakaverordnungen
% Pat	=	% aller erfaßten Patienten
% DPat	=	% aller Patienten mit der Hauptdiagnose „Depression"
% ADPat	=	% aller Patienten, denen Antidepressiva verordnet waren
SSRI	=	selektiver Serotonin-Wiederaufnahmehemmer

KAPITEL 17

Gibt es Kostengrenzen für die Depressionsbehandlung?

G. LAUX

Pharmakoökonomische Aspekte der Antidepressiva-Verordnung. Kosten-Nutzen-Analyse neuerer versus älterer Antidepressiva

Traditionell ist die Ärzteschaft in ihrem Selbstverständnis auf die bestmögliche Behandlung des einzelnen Patienten ausgerichtet. Die sogenannte „Kostenexplosion" im deutschen Gesundheitswesen hat zu einem Paradigmenwechsel geführt – die ökonomische Perspektive bestimmt die medizinische Versorgung zumindest mit. Die Kunst der Konzentration auf das Notwendige (vergleiche Berthold Brecht: „Der Denkende benützt kein Licht zuviel, kein Stück Brot zuviel, keinen Gedanken zuviel") steht im Zentrum der Diskussion um die Finanzierbarkeit des Gesundheitssystems. Ziel ist es, Rationalisierungsspielräume so zu nutzen, daß das Ausmaß der Rationierung limitiert werden kann. Dies beinhaltet die Beachtung des ökonomischen Prinzips (allgemeines Vernunftprinzip), welches eine Optimierung des Verhältnisses von Zielerreichung und Mitteleinsatz fordert (Abb. 1).

Hierdurch erfolgt nicht wie bei politisch durchgesetzten Maßnahmen der Kostendämpfung eine einseitige Betrachtung der Ausgabenseite, sondern Kostenerhöhungen werden dann zugelassen, wenn hierdurch vergleichsweise große Nutzengewinne oder zukünftige Kosteneinsparungen möglich sind [10].

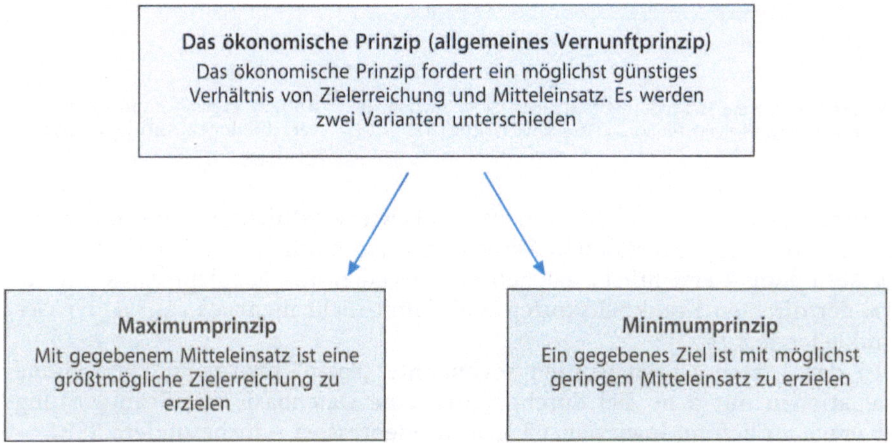

Abb. 1. Allgemeines ökonomisches Vernunftprinzip (nach Walshe et al. 1999)

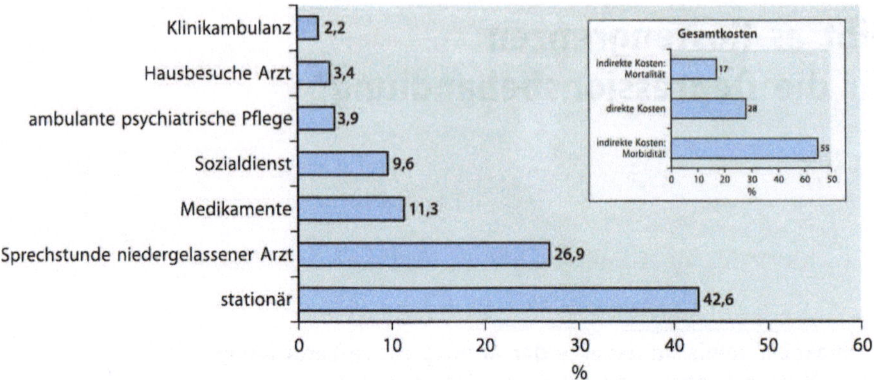

Abb. 2. Anteil der Ausgaben für Antidepressiva an den direkten und indirekten Krankheitskosten

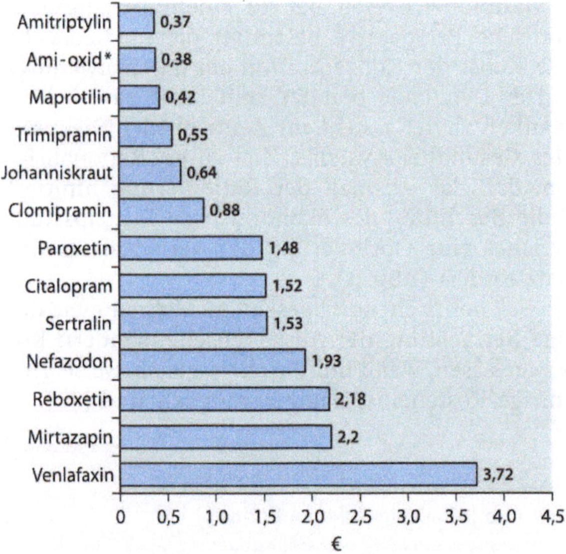

Basis: TZA 100 (*120) mg, SSRI 20(50) mg, NARI 8 mg, SNRI 30 bzw. 150 mg, DSA 400 mg, Johanniskraut-Extrakt 900 mg; 100 Tabletten (FB)

Abb. 3. Tagestherapiekosten verschiedener Antidepressiva

Depressionen verursachen immense volkswirtschaftliche Kosten, unter anderem durch Arbeitsausfall und Verlust an wirtschaftlicher Produktivität. Wie aus Abbildung 2 ersichtlich, machen die Ausgaben für Antidepressiva nur ca. 10% der direkten Krankheitskosten und damit nicht mehr als ca. 3% der Gesamtkosten aus [4].

In den letzten Jahren wurden sogenannte „sozio"-pharmakoökonomische Evaluationen mit dem Ziel durchgeführt, eine Datenbasis zur Beantwortung der Frage zu liefern, inwieweit neuere Antidepressiva – insbesondere SSRIs – vor allem aufgrund ihrer Verträglichkeits- und Compliancevorteile trotz deut-

Tabelle 1. Kostenkomponenten einer Krankheitskostenstudie

Kostenkategorie	Kostengruppen	Beispiele einzelner Kostenstellen
Direkte Kosten	1. Ambulante Behandlung	• Leistungen des Arztes • Medikamente • Diagnose/Untersuchungen • Laborkosten • Medizintechnische Leistungen (z.B. CCT) • Transport zu Arztpraxen
	1. (Teil-)stationäre Behandlung	• Akutbett-Tage • Tagesklinik • Transport zu Krankenhäusern • Physiotherapien
	2. Rehabilitation	• Psychotherapien
	3. Eigen-Behandlung	• Selbstmedikation
Indirekte Kosten	1. Morbidität	• Produktionsausfall durch Arbeitsunfähigkeit • Freizeitausfall • Betreuungskosten Angehörige • Zeitkosten der ambulanten Behandlung
	2. Invalidität	• Produktionsausfall durch Arbeitsausfall (nach Invaliditätsgrad) • Freizeitausfall • Betreuungskosten Angehörige
	3. Mortalität	• Arbeitsausfall
Psychosoziale Kosten		• Einschränkung der Lebensqualität – der Patienten – der Angehörigen • durch Angst, sozialer Rückzug u.ä.

lich höherer Medikationskosten im Vergleich zu (generischen) Trizyklika gleiche oder sogar geringere Gesamtbehandlungskosten verursachen.

Durch die Einführung neuerer Antidepressiva hat sich eine breite Spanne der Tages-Therapie-Kosten (bis zum Fünffachen) ergeben (Abb. 3).

Da die neueren Antidepressiva nicht wirksamer als ältere trizyklische Präparate sind, lassen sich höhere Kosten nicht aus einer überlegenen Wirksamkeit rechtfertigen. Als Rechtfertigung der höheren Tagestherapiekosten werden vor allem folgende Argumente angeführt:

- Neuere Antidepressiva wie die serotonin-selektiven Rückaufnahme-Inhibitoren/-Wiederaufnahmehemmer (SSRI) weisen eine geringere Abbruchrate dank besserer Verträglichkeit auf.
- SSRIs sind im Vergleich zu Trizyklika deutlich weniger toxisch und weisen somit ein geringeres Suizidrisiko auf.
- Durch das Fehlen anticholinerger und antihistaminerger Wirkeigenschaften wird die kognitive und psychomotorische Leistungsfähigkeit nicht oder deutlich geringer beeinträchtigt. Hieraus lassen sich Vorteile bezüglich der Alltagssicherheit und beispielsweise der Fahreignung ableiten.
- SSRIs und neuere Antidepressiva tragen dank geringerer unerwünschter Nebenwirkungen zu einer höheren Lebensqualität bei.

Tabelle 2. Fünf Formen von Studien in der Pharmakoökonomie

- **Kosten-Nutzen-Analyse** (cost-benefit-analysis):
  stellt Kosten der Behandlung den finanziellen Einsparungen infolge der Behandlung gegenüber – jeweils in €/$-Preisen.

- **Kosten-Effektivitäts-Analyse** (cost-effectiveness-analysis):
  stellt Kosten der Behandlung in €/$ dem klinischen Nutzen (Überleben, Blutdrucksenkung) gegenüber, der nicht in Geldeinheiten gemessen werden kann.

- **Kosten-Nutzwert-Analyse** (cost-utility-analysis):
  stellt Kosten der Behandlung in €/$ dem Nutzen gegenüber, der sich aus mehreren Faktoren zusammensetzt, darunter aus den nach Qualität bewerteten Lebensjahren (QALY).

- **Kosten-Minimierungs-Analyse** (cost-minimisation-analysis):
  vergleicht Alternativen mit gleicher Wirksamkeit, um die mit den niedrigsten Kosten zu finden.

- **Krankheitskosten-Analyse** (cost-of-illness-analysis):
  analysiert allein die Kosten einer Krankheit

Durch pharmakoökonomische Studien wurde nun in den letzten Jahren versucht, die „wahre" Kosten-Nutzen-Relation deutlich teurerer neuerer Antidepressiva im Vergleich zu preisgünstigen älteren, trizyklischen (Generika-)Präparaten zu erhellen. Zur Methodik derartiger gesundheits- bzw. pharmakoökonomischer Analysen seien zum besseren Verständnis kurz einige Bemerkungen ausgeführt:

Zur Berechnung der ökonomischen Kostenwirkungen einer Krankheit lassen sich folgende Kostenkategorien und -gruppen unterscheiden (Tabelle 1):

Die differentielle ökonomische Nützlichkeit von Antidepressiva umfaßt somit sowohl direkte als auch indirekte sowie (schwer meßbare) psychosoziale Kosten.

Insgesamt lassen sich fünf Formen pharmakoökonomischer Studien unterscheiden (Tabelle 2):

Als direkten Nutzen einer medizinischen Behandlung werden Symptombesserung, Senkung der Mortalitätsrate oder Reduktion der Rezidivrate bezeichnet. Der indirekte Nutzen einer Therapie wird danach bemessen, inwieweit sie zur Einsparung direkter und indirekter Kosten beiträgt (zum Beispiel Verkürzung der stationären Behandlungszeit oder der Krankschreibung/Zeit der Arbeitsunfähigkeit im Vergleich zur Nichtbehandlung). Die Entscheidung zwischen mehreren therapeutischen Alternativen erfolgt anhand einer Kosten-Nutzen-Analyse häufig in Form der cost-benefit-analysis; d.h. Gegenüberstellung direkte/indirekte Behandlungskosten – finanzielle Einsparungen infolge der Behandlung (direkter/indirekter Nutzen). Zu den methodischen Problemen gehört hierbei u.a. die Frage der Quantifizierbarkeit des erreichten Nutzens; ein Versuch, die Lebensqualität zu quantifizieren ist hierbei die Erfassung sogenannter qualitätskorrigierter Lebensjahre (quality adjusted life years, QALYs).

Da empirische Daten zumeist nicht ausreichen, um das Verhältnis Kosten-Effektivität zu ermitteln, wird extrapoliert bzw. eine Modellrechnung, also ein quasi-experimentelles – in der Regel retrospektives – Vorgehen eingesetzt. Zumeist können aufgrund fehlender oder unvollständiger Daten nicht alle

Kostenkategorien in die Analyse einbezogen werden, so bleiben beispielsweise psychosoziale Kosten oder Hausarbeitsausfälle meist unberücksichtigt.

Pharmakoökonomische Antidepressiva-Studien

Die vorliegenden Studien zur Kosten-Nutzen-Relation älterer trizyklischer Antidepressiva versus neuerer Antidepressiva (zumeist SSRIs) wurden mittels quasi-experimentellen, entscheidungsanalytischen Modellrechnungen bezogen auf den Vergleich einzelner Substanzen oder anhand von Metaanalysen verschiedener Studienergebnisse durchgeführt. Diese Analysen stützen sich auf zum Teil vage Grundannahmen (z.B. hinsichtlich Rezidiv- und Abbruchraten) und scheinen von Erwartungsdispositionen beeinflußt zu sein [3]. Sie unterscheiden sich u.a. in den klinischen Annahmen, den berücksichtigten Kostenarten und der betrachteten Behandlungsdauer. Da letztere Lebenszeitkosten impliziert, wird die Anfälligkeit für unzutreffende Grundannahmen massiv erhöht.

Zwar ebenso retrospektiv, aber der Routineanwendung wohl näherkommend, sind Analysen aus Anwendungsbeobachtungen oder von Daten aus Health Maintenance Organizations (HMO). Bislang liegen nur zwei publizierte prospektive Studien zum Themenkreis Pharmakoökonomie von Antidepressiva vor.

Tabelle 3 gibt hierzu eine Übersicht zu den wichtigsten vorliegenden Studien [1, 7].

Die vorliegenden Untersuchungen zur differentiellen ökonomischen Nützlichkeit von Antidepressiva in der Behandlung depressiver Störungen lassen sich dahingehend zusammenfassen, daß die neueren Antidepressiva – vor allem SSRIs – dank höherer Compliance, niedrigerer Abbruchraten und besserer Verträglichkeit, sowie geringerer Therapiefolgekosten kostengünstiger sein können. Die diesbezüglichen, geschätzten (!) Effekte zugunsten der neuen Substanzen sind aber begrenzt, eine große Metaanalyse sowie deutsche klinische Erfahrungen lassen zum Beispiel Zweifel daran aufkommen, daß die Abbruchraten unter SSRIs deutlich niedriger sind als unter TZAs. Dies gilt insbesondere dann, wenn neuere, tertiäre TZAs oder Tetrazyklika mit SSRIs verglichen werden. Berechnungen kamen zu dem Schluß, daß höhere Medikationskosten der SSRIs durch folgende Faktoren ausgeglichen werden: Mehr Therapieerfolge bedingt durch adäquate Dosierung und Behandlungsdauer, weniger Arbeitsausfall und Intoxikationsfälle.

Diskussion und Synopsis

Anhand der in Tabelle 3 skizzierten bislang vorliegenden Studien läßt sich in Anbetracht der einleitend erwähnten methodischen Unzulänglichkeiten die Frage einer unterschiedlichen ökonomischen Nützlichkeit von Antidepressiva derzeit nicht eindeutig beantworten (bislang nur zwei vorliegende prospektive Studien, zumeist multivariate retrospektive Regressionsanalyse bzw. entscheidungs-analytische Modellrechnungen).

Tabelle 3. Übersicht pharmakoökonomischer Studien mit Antidepressiva (Lit. in [7])

Autor(en)	Studiendesign, N, Zeitraum	Vergleichssubstanzen	Ergebnis/Schlußfolgerungen
Jönsson u. Bebbington (1994)	Modellrechnung direkte Krankheitskosten N = 717; 3 Monate	Imipramin vs. Paroxetin	Gleiche Behandlungskosten, pro erfolgreich behandeltem Patient Paroxetin > Imipramin
Einarson et al. (1995)	Modellrechnung	Venlafaxin vs. SSRI, TZA	Stat. Pat.: Venlafaxin tendenziell kostengünstiger, amb. Patient Generika
Anderson u. Tomenson (1995)	Metaanalyse 62 Studien N = 6029	SSRIs vs. TZA	SSRIs 10% geringere Abbruchquote als TZA, Gesamtdiff. klein, nicht klin. relevant. 25% weniger NW-bed. Abbrüche. Zwischen SSRIs kein Unterschied
Lapierre et al. (1995)	Modellrechnung 6 Monate	Paroxetin vs. Imipramin	Paroxetin > Imipramin
Nuijten et al. (1995)	Modellrechnung 1 Jahr	Citalopram vs. 3 TZA	Citalopram > TZA
Skaer et al. (1995)	HMO N = 823	Sertralin vs. TZA	Sertralin bis zu 21% kostengünstiger als Amitriptylin, Nortriptylin, Desipramin
Montgomery et al. (1996)	Modellrechnung 1 Jahr	Nefazodon vs. Imipramin	Nefazodon 14% kostengünstiger/ Jahr
Hotopf et al. (1996)	Metaanalyse 62 Studien	SSRIs vs. TZA	Kein Anhaltspunkt, daß SSRIs kostengünstiger als TZA; nur ca. 3% mehr Abbrüche unter TZA
Forder et al. (1996)	NHS (AWB) N = 398, 1 Jahr	Sertralin vs. TZA	Sertralin signifikant etwas kostengünstiger (2,3%) als Dothiepin/ Amitriptylin
Simon et al. (1996)	Prospektive Modellrechnung N = 536, 6 Monate	Fluoxetin vs. Imipramin, Desipramin	Kein bedeutsamer Unterschied bzgl. Kosten u. Lebensqualität; < Abbrüche F, mehr Hospital. unter Imipramin
Revicki et al. (1997)	HMO Modellrechnung (QALYs)	Nefazodon vs. Imipramin vs. Fluoxetin	Kosten: Imipr. > Nefazodon > Fluoxetin QALYs: Nefazodon u. Fluoxetin besser als Imipramin
Woods u. Rizzo (1997)	Modellrechnung (revidiert)	Imipramin vs. Paroxetin	Imipramin-u.Paroxetinkosten ungefähr gleich, Imipramin pro erfolgreich behandeltem Pat. 6–11% kostengünstiger
Crown et al. (1998)	Retrospekt. Modellrechnung Privatvers., 1 Jahr	TZA vs. SSRI	SSRI Total Healthcare-Kosten niedriger (TZA höhere Abbruchrate)
Wilde u. Benfield (1998)	Review	Fluoxetin vs. TZA	Direkte Fluoxetin-Kosten = TZA = andere SSRI
Boyer et al. (1998)	Prospektive Doppelblindstudie	Fluoxetin vs. Sertralin	Sertralin > Fluoxetin

Tabelle 3 (Fortsetzung)

Autor(en)	Studiendesign, N, Zeitraum	Vergleichssubstanzen	Ergebnis/Schlußfolgerungen
Hylan et al. (1998)	MVA 1 Jahr	Fluoxetin, Sertralin, Paroxetin vs. TZA	Direkte Kosten: Fluoxetin>TZA Sertralin u. Paroxetin = TZA
Sclar et al. (1998)	Naturalist. HMO, MVA (retrosp. intent to treat) N = 550, 1 Jahr	Amitriptylin, Nortriptylin vs. Fluoxetin	Mehr Medikationswechsel unter Amitriptylin u. Nortriptylin Fluoxetin>Amitriptylin/Nortriptylin
Holm et al. (2000)	Review	Mirtazapin vs. Amitriptylin, Fluoxetin	Direkte Kosten: Mirtazapin > Amitriptylin = Fluoxetin Indirekte Kosten: Mirtazapin = Fluoxetin > Amitriptylin

AWB = Anwendungsbeobachtung, HMO = Health Maintenance Organization, MVA = Multivariate Analyse, QALYs = Quality-adjusted life years, SSRI = Serotonin-Selektive Rückaufnahme-Inhibitoren, TZA = Trizyklische Antidepressiva, > = niedrigere Kosten als, = = gleiche Kosten.

Im Zentrum pharmakoökonomischer Analysen und Bewertungen stehen zumeist Raten unerwünschter Nebenwirkungen und konsekutiver Abbruchraten. In angloamerikanischen Studien konnten tatsächlich häufig – keineswegs immer – signifikant niedrigere Therapieabbruchraten für SSRIs im Vergleich zu trizyklischen Antidepressiva gefunden werden [1, 2, 6, 8, 9, 11].

Henry und Rivas [5] fordern mehr profunde Studien bevor Empfehlungen zur Verschreibung von Antidepressiva gemacht werden. Nebenwirkungen, Compliance und Arzneimittelsicherheit sind zweifelsohne wichtige indirekte Kostenfaktoren, welche die durchgeführten retrospektiven Kostenanalysen verwenden, jedoch in unterschiedlichen Modellrechnungen basierend auf hypothetischen Annahmen.

Zu den Vorteilen der SSRIs gehören – basierend auf Literaturmetaanalysen – ihre höhere Akzeptanz und somit eine höhere Responserate unter ambulanten Bedingungen. Demgegenüber verursachen TZA zumindest initial höhere zusätzliche Kosten, wobei allerdings die Übertragbarkeit auf deutsche Verhältnisse fraglich sein dürfte. In der Regel werden die vorgesehenen Labor- und EKG-Kontrollen (leider) nicht durchgeführt!

Ein weiteres Argument für neuere Antidepressiva kann sein, daß TZA – aus Angst vor Nebenwirkungen – häufig unterdosiert werden und somit die Zahl der Non-Responder bzw. chronifizierter Verläufe ansteigt. In einer Untersuchung fanden sich ausreichend hohe Plasmawirkspiegel bei nur 13% der mit Trizyklika behandelten Patienten gegenüber 28% bei Patienten, die mit SSRI behandelt wurden.

Zusammenfassend läßt sich sagen, daß die derzeitige Datenlage es nicht zuläßt, SSRIs gegenüber trizyklischen Antidepressiva mit der Begründung zu bevorzugen, weil hierdurch trotz der erheblich höheren Medikationskosten eine „preiswertere" Therapie möglich sei. Andererseits ist bei einer Gesamtbetrachtung im Sinne „Kosten pro erfolgreich behandeltem Patienten" nicht davon auszugehen, daß neuere Antidepressiva insgesamt (wesentlich) teurer als ältere Trizyklika oder Johanniskraut wären.

Die zahlreichen methodischen Mängel der bislang vorliegenden „Studien" basieren u. a. auf statistischen Modellrechnungen zum Teil fraglicher klinisch-praktischer Realitätsnähe. Unter der Perspektive „Lebensqualität" ist ebenso wie bezüglich der Arzneimittelsicherheit von Vorzügen der neueren Antidepressiva auszugehen.

Welchen Preis diese Vorteile haben dürfen, ist eine letztendlich sozial-/gesundheitspolitische bzw. medizinethische Frage. Im Rahmen dieser Diskussion sollte nicht übersehen werden, daß nach wie vor trotz vielfältiger Aufklärungs- und Fortbildungsmaßnahmen Depressionen „unterdiagnostiziert" und nicht „adäquat" behandelt werden. Angesichts der Häufigkeit dieser – potentiell lebensgefährlichen – Erkrankung muß das Hauptziel sein, zu einer Verbesserung dieser Situation beizutragen.

Literatur

1. Conner TM, Crismon ML, Still DJ (1999) A critical review of selected pharmacoeconomic analyses of antidepressant therapy. Ann Pharmacotherapy 33:364–372
2. Crown WH, Hylan TR, Meneades L (1998) Antidepressant selection and use and healthcare expenditures. Pharmacoeconomics 13:435–448
3. Fritze J (1997) Kosten-Nutzen-Relation von Antidepressiva. Münch med Wschr 139:481–483
4. Greenberg PE, Stiglin LE, Frankelstein SN, Berndt ER (1993) The economic burden of depression in 1990. J Clin Psychiatry 54:405–418
5. Henry JA, Rivas CA (1997) Constraints on antidepressant prescribing and principles of cost-effective antidepressant use. Pharmacoeconomics 11:515–537
6. Jönsson B, Bebbington PE (1994) What price depression? The cost of depression and the cost-effectiveness of pharmacological treatment. Brit J Psychiatry 164:665–673
7. Laux G (2001) Cost-benefit analysis of newer versus older antidepressants. Pharmacopsychiatry 34:1–5
8. Lave JR, Frank G, Schulberg HC, Kamlet MS (1998) Cost-effectiveness of treatment for major depression in primary care practice. Arch Gen Psychiatry 55:645–651
9. Stewart A (1998) Choosing an antidepressant: effectiveness based pharmacoeconomics. J Affect Disord 48:125–133
10. Walshe R, Waldschmidt D, Diehl V (1999) Ökonomische Evaluation für die Pharmakotherapie des 21. Jahrhunderts. Arzneimitteltherapie 11:365–371
11. Woods SW, Rizzo JA (1997) Cost-effectiveness of antidepressant treatment reassessed. Brit J Psychiatry 170:257–263

KAPITEL 18

Gibt es Kostengrenzen für die Depressionsbehandlung? 18

J. FRITZE

Nach geltendem deutschen Recht gibt es keine Kostengrenzen der Behandlung irgendeiner Krankheit und so auch nicht der Depression. In § 4 Abs. 4 SGB V (Krankenkassen) heißt es: „Die Krankenkassen haben bei der Durchführung ihrer Aufgaben und in ihren Verwaltungsangelegenheiten sparsam und wirtschaftlich zu verfahren und dabei ihre Ausgaben so auszurichten, daß Beitragssatzerhöhungen ausgeschlossen werden, es sei denn, die notwendige medizinische Versorgung ist auch nach Ausschöpfung von Wirtschaftlichkeitsreserven ohne Beitragssatzerhöhungen nicht zu gewährleisten." Inhaltlich ähnlich lautet § 71 SGB V (Beitragssatzstabilität). Den Behandlungskosten einer Krankheit Grenzen zu setzen, bedeutet Rationierung. Offiziell wird für Deutschland Rationierung medizinischer Ressourcen ausgeschlossen. Jedoch bezweifeln nur wenige, daß verborgene Rationierung gängig ist, wenn auch vielleicht unbewußt und im Einzelfall unbemerkt. Solche heimliche Rationierung wäre unakzeptabel da willkürlich. Sie kann sich z.B. in der primär ökonomisch statt medizinisch begründeten Auswahl bei der Verschreibung von Medikamenten äußern.

Antidepressiva-Verordnung zu Lasten der GKV

Die im internationalen Vergleich auffällige Dominanz unselektiver Antidepressiva bei den Verordnungen zu Lasten der deutschen gesetzlichen Krankenversicherung könnte sich aus dem ökonomischen Motiv erklären, generisch verfügbare und damit billigere Antidepressiva zu bevorzogen (Abb. 1). Die unselektiven Antidepressiva gehören überwiegend zur Gruppe der Antidepressiva der ersten (Trizyklika wie Amitriptylin, Doxepin, Imipramin, Trimipramin, Maprotilin) und zweiten (Mianserin, Trazodon) Generation. Die selektiven Antidepressiva weisen eine größere Arzneimittelsicherheit bei Überdosierung/Intoxikation und ein möglicherweise günstigeres, jedenfalls anderes Verträglichkeitsprofil auf. Die Dominanz der unselektiven Antidepressiva erstaunt auch insofern, als die Zwangskrankheit nur auf serotonerge Antidepressiva respondiert und mit einer jährlichen Punktprävalenz von ca. 1,5% häufig ist. Hier steht als einziges unselektives Antidepressivum Clomipramin zur Verfügung, andererseits stehen aber mehrere selektiv-serotonerge Antidepressiva (SSRI) zur Auswahl.

Für die überwiegend unselektiven Antidepressiva der ersten und zweiten Generation sind gemäß § 35 SGB, V Festbetragsgruppen entsprechend Stufe

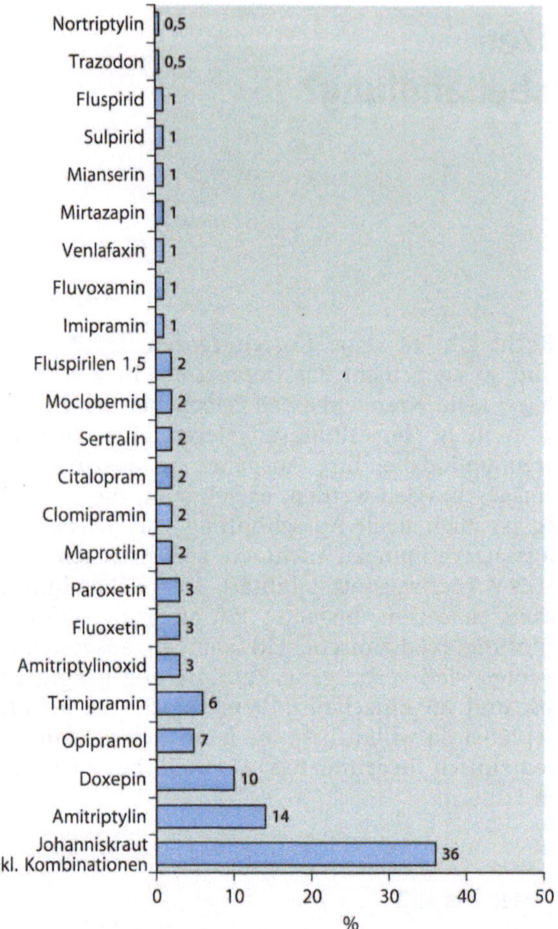

Abb. 1. Verteilung der Verordnungen (DDD) von Antidepressiva zu Lasten der gesetzlichen Krankenversicherung (GKV) im Jahr 1998

Tabelle 1. Tagesbehandlungskosten neuer Antidepressiva

Freiname	Warenzeichen	Tagesdosis	Tagesbehandlungskosten
Fluvoxamin	Fevarin; Generika	150	4,20 DM; FB 5,29 DM
Fluoxetin	Fluctin; Generika	20	3,87 DM; FB 3,87 DM
Moclobemid	Aurorix	450	5,94 DM
Paroxetin	Seroxat, Tagonis	20	3,87 DM; FB 3,87 DM
Venlafaxin	Trevilor ret	150	5,58 DM
Mirtazapin	Remergil	30	4,14 DM
Sertralin	Gladem, Zoloft	50	2,98 DM
Citalopram	Cipramil, Sepram	20	3,00 DM
Nefazodon	Nefadar	400	3,81 DM
Reboxetin	Edronax	8	4,12 DM

FB: Festbetrag

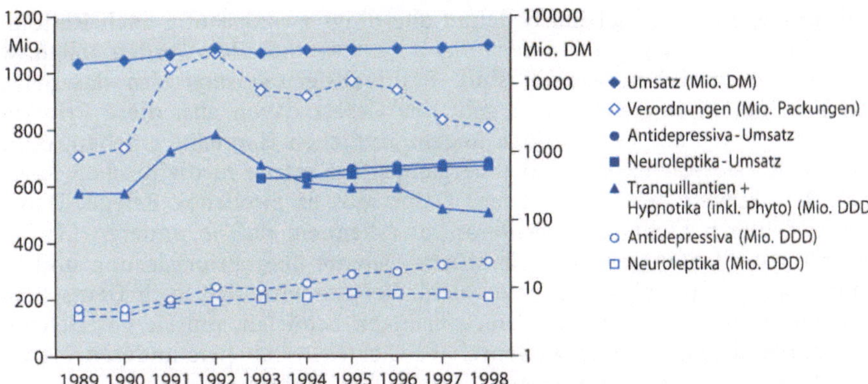

Abb. 2. Arzneiverordnungen und -umsätze zu Lasten der gesetzlichen Krankenversicherung (GKV)

3 (pharmakologisch vergleichbare Wirkung) gebildet worden. Als Generika weisen sie die geringsten Tagesbehandlungskosten auf. Sie belaufen sich z. B. für eine mittlere Tagesdosis von 150 mg retardierten Amitriptylins auf 1,48 DM (Festbetrag, FB), für Johanniskraut-Extrakte (inkl. Kombinationen) 0,92 DM (Arzneiverordnungsreport 1999). Unter den modernen Antidepressiva sind auch die selektiv-serotonergen Antidepressiva Fluvoxamin, Fluoxetin und Paroxetin in einer Festbetragsgruppe entsprechend Stufe 3 zusammengefaßt (Tabelle 1).

Die Verordnung von Antidepressiva ist laut Daten des Arzneiverordnungsreports 1999 trotz allgemein rückläufiger Verordnungen über die letzten Jahre weitgehend stetig gestiegen (Abb. 2). In den Jahren 1988 bis 1997 haben sich die Verordnungen von Antidepressiva verdoppelt, davon 34% von 1993–1997. Aus ökonomischer Sicht gibt die dabei überproportionale Steigerung der Umsätze zu denken. Von 1993 bis 1997 ist der Umsatz von Antidepressiva um 47,6% (von 416 Mio. DM auf 615 Mio. DM), d. h. überproportional zu den Verordnungen, gestiegen. Auch im Vergleich zur allgemeinen Steigerung der Arzneimittelumsätze (16,3%) ist dieser Anstieg überproportional. Er ist der Einführung neuerer Antidepressiva anzulasten. Allerdings machen die modernen Antidepressiva nur einen Anteil von ca. 15% der gesamten Antidepressiva-Verordnungen (DDD, Abb. 1) aus. Der Arzneiverordnungsreport 1999 weist für das Jahr 1998 bei den Antidepressiva ein Verordnungsvolumen (inkl. Lithium und Johanniskraut-Extrakten) von 505,4 Mio. definierten Tagesdosen (DDD) und einen Umsatz von ca. 814,9 Mio. DM aus, für Antidepressiva (exkl. Lithium) ca. 486,8 Mio. Tagesdosen und einen Umsatz von ca. 792,8 Mio. DM.

Wirtschaftlichkeitsreserven mobilisieren heißt Priorisieren

Das Gesetz verspricht zusätzliche Ressourcen, soweit diese für die Versorgung medizinisch notwendig sind. Dabei wird aber vorausgesetzt, daß zuvor Wirtschaftlichkeitsreserven ausgeschöpft wurden. Das Gesetz verlangt also Rationalisierung. Rationalisierung bedeutet allerdings zwangsläufig auch Rationierung, indem bisher gewährte Leistungen dort vorenthalten werden sollen, wo sie nicht zwingend notwendig sind. Rationalisierung setzt also das Setzen von Prioritäten voraus. Implizit geht das Gesetz davon aus, diese Priorisierung könne sich aus bestehenden Regeln ärztlichen Handelns ergeben. Damit unterstellt das Gesetz, daß in der Vergangenheit solche medizinischen Regeln nicht konsequent beachtet wurden. Dafür gibt es zweifellos Belege. Daß es aber so einfach nicht geht, ist daran zu erkennen, daß in anderen Ländern wie z. B. Großbritannien eine öffentliche Debatte über Priorisierung und Rationierung geführt wird. Um eine solche Debatte wird sich auch Deutschland nicht herumdrücken können. Priorisierungen bedürfen, um sie vor Beliebigkeit zu bewahren, strenger wissenschaftlicher Kriterien (wie anderenorts vorgeschlagen) und eines breiten gesellschaftlichen Konsenses.

Volkswirtschaftliche Relevanz der Depression

So denn Behandlungskosten einer Krankheit bewertet werden sollen, so sind diese nicht isoliert zu betrachten, sondern im Kontext der volkswirtschaftlichen Bedeutung der Krankheit. Depression ist eine ausgesprochen häufige Krankheit: Das National Institute of Mental Health (NIMH) gibt für die USA an, daß jährlich 7% der Männer und 12% der Frauen an einer Depression leiden. Dem entsprechen für Deutschland Daten, die das Max-Planck-Institut für Psychiatrie in München (4,4% bzw. 13,5%) als Teil einer internationalen Studie erhoben hat. Das wären also für Deutschland 7,8 Mio. Betroffene, 2,8 Mio. Männer und 5 Mio. Frauen. Entsprechend der Global Burden of Disease Study gehört die Depression zu den führenden Gründen für Behinderungen. Entsprechend dieser Studie ist zu erwarten, daß die Depression im Jahre 2020 in der entwickelten Welt den ersten Rang bei den Behinderungen einnehmen und damit die kardiovaskulären Krankheiten ablösen wird. Die Behinderung wirkt sich gesundheitsökonomisch als entgangene Produktivität (indirekte Krankheitskosten) durch Arbeitsunfähigkeit und vorzeitige Erwerbsunfähigkeit aus. Entsprechend des Gesundheitsberichtes 1998 des statistischen Bundesamtes rangieren die psychiatrischen Krankheiten bei den verlorenen Erwerbstätigkeitsjahren an Platz 4 (von 10; Datenbasis 1994), wobei leider nicht zwischen verschiedenen psychischen Krankheiten differenziert wird. Die Depression verursacht durch Fehlallokation vermeidbare Kosten, indem ihre somatischen Symptome ursächlich fehlinterpretiert werden und zum Anlaß für immer wieder neue somatische Diagnostik und Therapie genommen werden. Depression ist die mit 50–80% führende Ursache für vorzeitigen Tod durch Suizid, wobei die dem Suizid vorausgehende Depression bei ca. 80% unbehandelt war. Ökonomisch spielt der Suizid als seltenes Ereignis eine untergeordnete Rolle (Rang 10 der Todesursachen, Rang 9 der verlorenen Lebensjahre), auch wenn er bis zum 45. Lebensjahr nach Verletzungen/Vergiftungen und Malignomen die dritthäufigste Todesursache darstellt.

Tabelle 2. Totale jährliche Kosten ausgewählter Krankheiten in den USA (Datenbasis: 1990/91; Mrd. US$; Jann u. Cohen 1998; Greenberg et al. 1993)

Schizophrenie	33
Depression	43,7
Bipolare Störung	25,6
Alkoholkrankheit	98,6
Alzheimer-Demenz	87,6
koronare Herzkrankheit	43
Malignome	104
AIDS	66

Tabelle 3. Psychiatrische stationäre Behandlung (Datenbasis 1997)

	ICD	Fälle	VWD	TPS (DM)	Kosten (DM)
Organische Psychosen	290–294	107 108	25,4	387	1 051 643 862
Schizophrene Psychosen	295	119 651	59,3	387	2 744 028 144
Affektive Psychosen	296	63 889	44,0	387	1 088 325 657
Neurosen	300	60 987	36,1	387	851 354 721
Psychogene Reaktion	309	40 974	31,3	387	496 975 338
Anderweitig nicht klassifizierbare depressive Zustandsbilder	311	9 593	19,2	387	71 126 730

VWD = Verweildauer (Tage; Statistisches Bundesamt); TPS = Tagespflegesatz (1998; Verband der Privaten Krankenversicherung)

Krankheitskosten

In den USA wurden die jährlichen totalen Kosten der Depression anhand des Jahres 1990 auf 43,7 Mrd. US$ geschätzt (Tabelle 2), davon 28% direkte Krankheitskosten. Die Kosten für die ambulante Pharmakotherapie machen nur einen Anteil von 3% aus. Die totalen Kosten liegen in der Größenordnung derer für die koronare Herzkrankheit (Tabelle 2).

Für Deutschland existieren keine konkreten Zahlen. Die psychischen Krankheiten nehmen inzwischen mit 5,8% Rang 6 nach Muskel- und Skelettkrankheiten (29,2%), Atemwegserkrankungen (16,8%), Verletzungen/Vergiftungen (14,1%) und Herz-, Kreislaufkrankheiten (7,3%) bei den Arbeitsunfähigkeitstagen ein (BKK Bundesverband 1999). Bei den Behandlungstagen im Krankenhaus rangieren sie bereits mit 11% an Rang 3, ebenso bei den direkten Krankheitskosten mit 10,9% oder 37,7 Mrd. DM (in 1994; BKK Bundesverband 1999). Dabei liegt der Anteil der stationären Behandlungskosten bei den psychischen Krankheiten mit ca. 80% nach den Malignomen an der Spitze. Dieser hohe Anteil hängt u. a. mit den immer noch hohen Verweildauern im Krankenhaus und steigenden Fallzahlen zusammen (Tabelle 3).

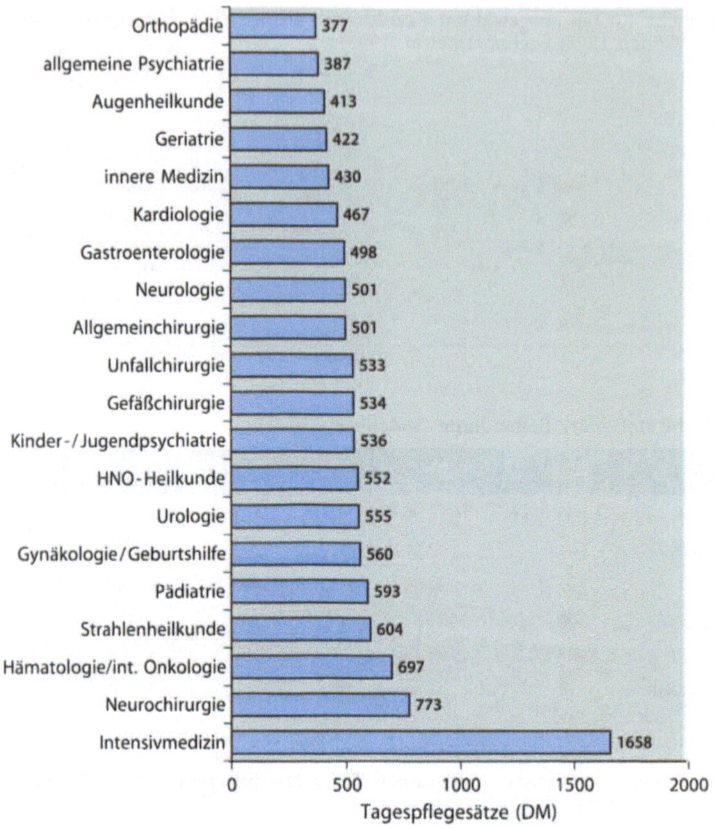

Abb. 3. Mittlere Tagespflegesätze 1998 (PKV-Verband, 1999)

Krankenhauskosten

Legt man die Belegungstage im Krankenhaus (1997), einem durchschnittlichen Tagespflegesatz von 543 DM (1997) und einem psychiatrischen Tagespflegesatz von 387 DM (1998; Daten des Verbandes der Privaten Krankenversicherung 1999; Abb. 3) zugrunde, so belaufen sich die jährlichen stationären Kosten der gesamten Psychiatrie mit ca. 9,6 Mrd. DM auf ca. 10,2% der gesamten Krankenhauskosten. Leider berücksichtigt die amtliche Statistik nur den dreistelligen ICD-9-Code, so daß auch bei den stationären Kosten nur grobe Schätzungen möglich sind (ab 01.01.2000 ist ICD-10-SGB V verpflichtend, so daß auf bessere Gesundheitsberichterstattung gehofft werden kann). Detaillierte Daten über die ambulanten Kosten stehen zwar grundsätzlich den kassenärztlichen Vereinigungen und Krankenkassen zur Verfügung, sind aber nicht zugänglich. Geht man davon aus, daß sich hinter den ICD-9-Codes 296, 300, 309, 311 im wesentlichen Depressionen verbergen, so hätten sich hier im Jahre 1997 die Krankenhauskosten mit 2,5 Mrd. DM auf 2,7% der gesamten

Krankenhauskosten und fast 60% der Krankenhauskosten für ischämische Herzkrankheiten (ICD-9: 410-414) belaufen. 1994 (eigene Analysen) lag der Anteil der Psychiatrie (476,05 DM bzw. 308,15 DM/Tag) noch bei 9,7%, der der Depression bei 2%, sowie derjenige der ischämischen Herzkrankheiten bei 4,2%.

Solche Vergleiche sind selbstverständlich wegen zahlreicher Fehlerquellen nur bedingt zulässig (u. a. Unsicherheit der diagnostischen Zuordnung, Fallpauschalen und Sonderentgelte seit 1996). Die Kosten der ischämischen Herzkrankheiten sind vermutlich unterschätzt. Die Vergleiche unterstreichen jedoch nachdrücklich die hohe gesundheitsökonomische Relevanz der Depression. Diese wird erst recht unterstrichen, wenn man – wie anderenorts geschehen – die Kosten in Relation zur akuten und prophylaktischen Behandelbarkeit, zur Lebensqualität und zur derzeitigen (unzureichenden) Nutzung der Behandlungsoptionen setzt. Hier wäre bei den affektiven Störungen von Investitionen in die Therapie der Depression (Pharmakotherapie, Psychotherapie) die größte Kosten-Effizienz zu erwarten (was nicht gleichzusetzen ist mit Einsparungen, s. nachstehend).

Unterbehandlung mit Antidepressiva

Die Zunahme der Verordnungen von Antidepressiva ist zwar erfreulich, aber unverändert unzureichend. Eigene, für die Deutsche Gesellschaft für Psychiatrie, Psychotherapie und Nervenheilkunde (DGPPN) angestellte Analysen haben ergeben, daß das für 1998 publizierte Verordnungsvolumen (DDD) von Antidepressiva für GKV-Versicherte nominal nur 17,7% des Bedarfs deckt. Die Schätzung basiert auf den aus epidemiologischen Studien bekannten Punktprävalenzen (Depression: 7% der Männer, 12% der Frauen, also 6,8 Mio. GKV-Versicherte; Panikkrankheit: 1%, also 0,7 Mio. GKV-Versicherte; Zwangskrankheit: 1,5%, also 1,1 Mio. GKV-Versicherte) und den sich aus den Behandlungsdauern der Therapieempfehlungen im Jahr ergebenden Behandlungstagen (Soll: 2756,3 Mio. DDD; Ist: 486,8 Mio. DDD). Diese Schätzung ist selbstverständlich nur als Größenordnung anzusehen. Gerade bei Depressionen müßte nach dem Schweregrad differenziert werden; die bei leichter bis mittelschwerer Depression mögliche Behandlungsalternative der Psychotherapie wurde außer acht gelassen. Eine Reihe von Faktoren (z.B. kontraindizierende Komorbiditäten) konnten nicht berücksichtigt werden. Andererseits wurden weitere Indikationen für Antidepressiva (z.B. die generalisierte Angststörung) ignoriert. Die gefundene Bedarfsdeckung entspricht aber den Ergebnissen der Repräsentativerhebung in der Depres-Studie und der WHO-Studie.

Pharmakoökonomie

Im Sinne der Kostengrenzen, nämlich der Bezahlbarkeit, stellt sich die Frage, ob sich die Behandlung der Depression an sich und ggf. vorzugsweise mit welchen Behandlungsstrategien gesundheitsökonomisch „lohnt". Eine Reihe pharmakoökonomischer Studien belegen, daß unbehandelte Depressionen teurer als behandelte sind. Bezüglich der Pharmakotherapie stellt sich angesichts der deutlichen Unterschiede der Tagesbehandlungskosten die Frage, ob es neben medizinischen Kriterien auch ökonomische zur Auswahl zwischen den verschiedenen Antidepressiva gibt. Auf den ersten Blick wäre es plausibel, angesichts ihrer viel geringeren Tagesbehandlungskosten die unselektiven, generisch verfügbaren Antidepressiva zu favorisieren. Es fragt sich, ob die Vorteile der selektiven Antidepressiva bezüglich Arzneimittelsicherheit und Verträglichkeit in der Bilanz aller Kostenarten letztlich auch aus ökonomischen Gründen zu bevorzugen wären. Dabei muß die nahezu regelhafte Notwendigkeit der Langzeitbehandlung berücksichtigt werden, da Langzeitbehandlung u. a. im Interesse der Compliance besondere Anforderungen an Sicherheit und Verträglichkeit stellt. Für die Langzeitbehandlung wäre also auch wichtig, mit welcher Therapieoption die höchsten Halteraten (also geringsten Abbruchraten) zu erzielen sind.

Es soll nicht Gegenstand dieses Beitrags sein, einen umfassenden, anderenorts gegebenen Überblick über die bisherigen pharmakoökonomischen Studien zu ermöglichen. Die Mehrzahl der Studien kommt zu dem Ergebnis, die Behandlung mit modernen Antidepressiva sei in der Bilanz gegenüber trizyklischen Antidepressiva kostengünstiger. Als aussagefähigstes Kriterium für die Alltagsrelevanz der Verträglichkeitsvorteile der neuen Antidepressiva ergab sich, daß die Rate der Therapieabbrüche in doppelblinden, kontrollierten Studien für Antidepressiva der ersten Generation (Trizyklika, TCA) mit ca. 29,4% zu 19,2% gegenüber 25,6% zu 14,4% für selektiv-serotonerge Antidepressiva (SSRI) ungünstiger ist. Jedoch handelt es sich bei den Kostenanalysen überwiegend um Modellrechnungen, deren Aussagekraft auch durch die Berücksichtigung nur eines Teils der direkten und indirekten Kostenarten eingeschränkt wird. Wegen der international variablen Preise für die zu berücksichtigenden Kostenarten sind die Ergebnisse nicht einfach auf Deutschland übertragbar. In der Literatur findet sich nur eine einzige, deutsche Verhältnisse adressierende Modellanalyse, in der sich Citalopram gegenüber der Standardtherapie der Depression mit trizyklischen Antidepressiva als kostengünstiger erwies. Antidepressiva sind nicht nur bei Depressionen indiziert; die vorliegenden Untersuchungen zur differentiellen ökonomischen Nützlichkeit beschränken sich aber weitgehend auf diese Indikation. Auch scheinen die Ergebnisse mit der Erwartungsdisposition des jeweiligen Auftraggebers zusammenzuhängen.

Das gilt nicht für die bisher wohl größte Cost-Effectiveness-Study, nämlich des Canadian Coordinating Office of Health Technology Assessment (CCOHTA, 1997), einer Behörde. Diese Modellrechnung hat auch den Vorteil, daß sie sich nicht auf die Analyse von Behandlungsalternativen beschränkt, sondern sich auch der, angesichts häufiger Non-Response, wirklichkeitsnäheren Frage widmet, welche Reihenfolge der Therapieoptionen ökonomisch sinnvoller wäre. Die CCOHTA-Analyse kommt zum Ergebnis, daß der Therapiebeginn mit den teureren selektiv-serotonergen Antidepressiva kostengünstiger als der Beginn mit billigeren trizyklischen Antidepressiva der ersten Generation ist, erst recht kostengünstiger als die alleinige Therapie mit Trizyklika.

Ressourcenbedarf aus Innovation

Vor diesem Hintergrund wurden für die Deutsche Gesellschaft für Psychiatrie, Psychotherapie und Nervenheilkunde (DGPPN) eigene Analysen angestellt zur Frage, welcher zusätzliche Finanzbedarf aus der Einführung neuer Antidepressiva in Deutschland resultiert. Dabei wurde davon ausgegangen, daß nur serotonerge Antidepressiva (SSRI und Clomipramin) bei Zwangskrankheit wirksam sind, wobei postuliert wird, daß auch die comorbide Depression mit serotonergen Antidepressiva behandelt wird. In internationalen Leitlinien werden für Zwangskrankheit und Panikstörung wegen der besseren Verträglichkeit, Sicherheit und der damit zumindest potentiell verbunden höheren Compliance, SSRI als Antidepressiva der ersten Wahl genannt (wenn auch nicht alle in diesen Indikationen zugelassen sind).

Entsprechend der Analyse des CCOHTA wurde für die Depression angenommen, daß die neuen Antidepressiva zuerst eingesetzt werden sollten und die älteren Antidepressiva erst bei Versagen (nach 6-wöchiger Therapie) dieser Erstbehandlung eingesetzt werden. Zwischen den verschiedenen SSRIs ließ sich in dieser Analyse nicht differenzieren, obwohl sie sich in pharmakodynamischen und pharmakokinetischen Eigenschaften unterscheiden, was die Bevorzugung des einen oder anderen SSRI beim einzelnen Patienten begründen kann. Es wurde (vermutlich irrend) davon ausgegangen, daß Johanniskraut-Extrakte nur bei Depressionen eingesetzt werden. Die Analyse ging davon aus, daß alle mit Hypericum (Johanniskraut-Extrakten) Behandelten damit adäquat behandelt sind, daß hier also keine Substitution durch neue Antidepressiva in Frage kommt. Diese Annahme ist allerdings fragwürdig: Für Johanniskraut fehlen Daten zur Wirksamkeit in der Erhaltungstherapie und Rezidivprophylaxe. Es fragt sich also, ob mit Johanniskraut-Extrakten lege artis (entsprechend Empfehlung der Arzneimittelkommission der deutschen Ärzteschaft 6–18 Monate) behandelt werden kann. Erst recht fragt sich, ob rezidivierende Depressionen (ca. 70–80% aller Depressionen) mit Johanniskraut-Extrakten lege artis behandelt werden können.

Es wurde weiter postuliert, die Antidepressiva würden nur in den Indikationen eingesetzt, für die sie zugelassen sind, wobei aber die SSRI bezüglich der Indikation Zwangskrankheit gleichgesetzt wurden, obwohl nicht alle diese Indikation beanspruchen können. Schließlich wurden bei Depression als potentielle Substituenten für die Antidepressiva der ersten und zweiten Generation Moclobemid, Mirtazapin, Venlafaxin und Reboxetin den SSRIs gleichgesetzt, auch wenn es Kriterien für einen differentiellen Einsatz gibt. Die Indikation soziale Phobie (Moclobemid, Paroxetin) und generalisierte Angststörung blieben unberücksichtigt. Niedrig dosierte Neuroleptika wurden ignoriert, zumal ihr Einsatz bei Störungen mit Depression und Angst eine deutsche Besonderheit darstellt, die wegen der möglichen extrapyramidalen Nebenwirkungen diskussionswürdig ist.

Für das Versagen der Ersttherapie mit einem neuen Antidepressivum wurde vereinfachend angenommen, daß unmittelbar auf ein älteres Antidepressivum gewechselt wurde. Dabei wurde vereinfachend ignoriert, daß der Therapieerfolg bei Panikstörung und erst recht Zwangsstörung, erst nach längerer

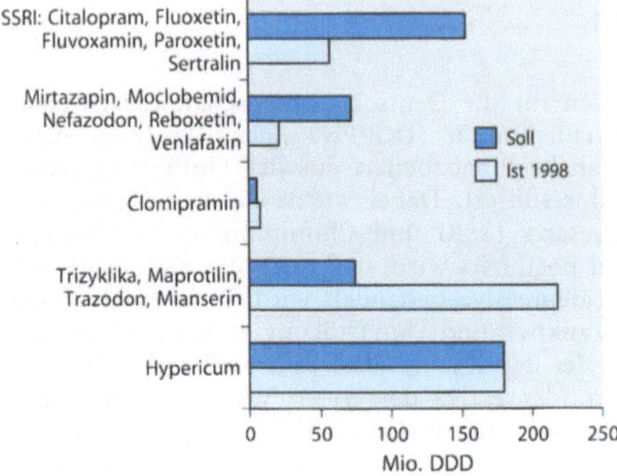

Abb. 4. Vergleich der Ist-Verteilung der Verordnungen von Antidepressiva (1998, Arzneiverordnungsreport) mit einem „Soll", wie es sich aus medizinisch begründeter Umverteilung ergeben würde

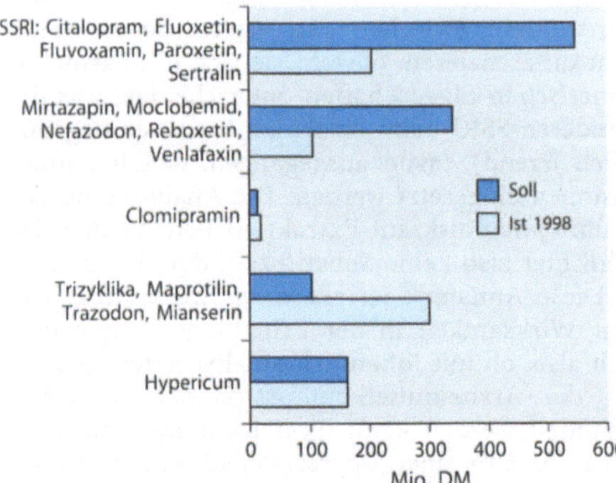

Abb. 5. Vergleich der Ist-Verteilung der Umsätze von Antidepressiva (1998, Arzneiverordnungsreport) mit einem „Soll", wie es sich aus medizinisch begründeter Umverteilung ergeben würde

Behandlung (8–12 Wochen) adäquat beurteilt werden kann. Vereinfachend wurde angenommen, unabhängig von der Indikation, die Erfolgsrate der Ersttherapie läge bei 70% und die der Zweittherapie bei 100%.

Als mittlere Tagesbehandlungskosten wurden (anhand aktueller Preise und der in Tabelle 1 genannten Tagesdosen) für die SSRIs 3,58 DM, für die anderen neuen Antidepressiva 4,72 DM zugrundegelegt, für die älteren Antidepressiva der im Arzneiverordnungsreport genannte Betrag 1,38 DM und für Hypericum (inkl. Kombinationen) 0,92 DM übernommen.

Unter den genannten Prämissen ergab sich auf der Basis der im Arzneiverordnungsreport 1999 für das Jahr 1998 publizierten Verordnungsdaten („IST") eine Umverteilung („SOLL") der Verordnungen (Abb. 4). Der daraus für Deutschland resultierende, zusätzliche Ressourcenbedarf würde sich auf ca. 373 Mio. DM, oder 47% des 1998 für die antidepressive Pharmakotherapie zur Verfügung gestellten Betrages von ca. 797 Mio. DM belaufen (Abb. 5). Entsprechend würden sich die Marktanteile an den Umsätzen verschieben.

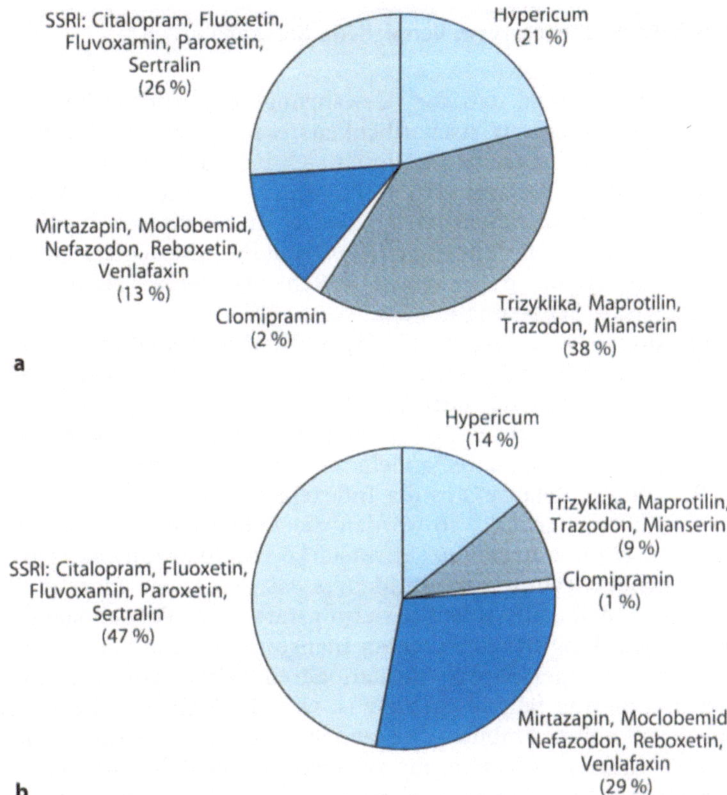

Abb. 6a,b. Ist-Verteilung (1998) der Umsätze von Antidepressiva entsprechend Arzneiverordnungsreport 1999. **b** „Soll"-Verteilung der Umsätze von Antidepressiva, wie sie sich aus medizinisch begründeter Umverteilung der Verordnungen ergeben würde (Datenbasis: Arzneiverordnungsreport 1999)

Die resultierende Verteilung (Abb. 6a,b) wäre der in anderen Ländern vergleichbar (wenn berücksichtigt wird, daß Johanniskraut-Extrakte in anderen Ländern zu Lasten der Krankenversicherungen keine vergleichbare Bedeutung haben).

Der geschätzte zusätzliche Ressourcenbedarf von ca. 373 Mio. DM berücksichtigt nicht die Unterversorgung mit Antidepressiva. Die Möglichkeit des präferentiellen Einsatzes der neuen, verträglicheren Antidepressiva würde voraussichtlich recht schnell die Unterbehandlung aus Unterdosierung und aus zu kurzer Behandlung mindern, was zusätzlichen Ressourcenbedarf bedeuten würde. In den USA haben sich mit Verfügbarkeit der neuen Antidepressiva die Ausgaben für die antidepressive Pharmakotherapie seit 1992 ungefähr vervierfacht.

Wirtschaftlichkeitsreserven: Vermiedene Krankenhauskosten

Das Gesetz verlangt, daß vor „Gewährung" zusätzlicher Ressourcen (aus Beitragssatzerhöhung) Wirtschaftlichkeitsreserven auszuschöpfen sind. Solche Wirtschaftlichkeitsreserven könnten sich bei zunehmender Inanspruchnahme und Halterate in der ambulanten Pharmakotherapie u. a. aus vermiedenen Rezidiven und entsprechend vermiedenen Krankenhausbehandlungen ergeben. Leider stehen aus der zugänglichen Gesundheitsberichterstattung kaum Daten zur Verfügung, um diese Wirtschaftlichkeitsreserven abzuschätzen. Dennoch sei eine grobe Schätzung gewagt:

Im Jahre 1997 erfolgten 175 443 stationäre Aufnahmen (stat. Bundesamt) aus dem „affektiven Spektrum" (Tabelle 3). Ignoriert man die diagnostische Heterogenität und die Tatsache, daß es sich um Fälle und nicht Patienten handelt, so wären dies ca. 1,8% der potentiell aufgrund der Punktprävalenzen mit Antidepressiva zu behandelnden Kranken. Ignoriert man des weiteren die Rückfälle („Relapse") in der Indexepisode und legt eine jährliche Rezidivrate von 20% zugrunde, so würden die Aufnahmen ca. 9% der Rezidive entsprechen. Nimmt man eine Effektstärke rezidivprophylaktischer Behandlung (zusätzlicher Gewinn von Antidepressiva gegenüber Placebo) von 30% und eine gleichbleibende Hospitalisierungsrate und Verweildauer an, so würde eine Verdopplung der ambulanten Inanspruchnahme der Antidepressivatherapie einer Kostenersparnis im stationären Sektor von 141 Mio. DM entsprechen. Der Betrag fällt so gering aus, weil die Mehrheit der Depressionen und Angstkrankheiten ambulant behandelt wird. Hinzu kämen Einsparungen bei direkten Krankheitskosten aus vermiedenen Fehlallokationen in somatischen Fachgebieten, die sich nicht abschätzen lassen. Schließlich kämen Einsparungen bei indirekten Krankheitskosten hinzu. Diesen Einsparungen würden aber zusätzliche ambulante Kosten der Antidepressiva in Höhe von ca. 1 Mrd. DM gegenüberstehen.

Wirtschaftlichkeitsreserven mobilisieren: Hindernisse

Um solche Wirtschaftlichkeitsreserven tatsächlich auszuschöpfen, d. h. freiwerdende Gelder anderenorts zu nutzen, müßten einige Hindernisse überwunden werden:

1. Dem vermehrten ambulanten Einsatz von Antidepressiva stehen die Richtgrößen und die globale Haftung der Ärzteschaft für bis zu 5% der Überschreitung der Arzneimittelbudgets entgegen.
2. Einsparungen im stationären Bereich u. a. der ambulanten Pharmakotherapie zuzuführen, ist bei den derzeitigen sektoralen Budgets kaum möglich; partiell kann dies in der seit 01.01.2000 gesetzlich ermöglichten integrierten Versorgung mit kombinierten Budgets gelingen.
3. Einsparungen sind im stationären Bereich nicht einfach dadurch zu realisieren, daß Krankenhausaufnahmen vermieden werden. Ungefähr 80% der Kosten des psychiatrischen Krankenhauses sind Gemeinkosten, davon wiederum ca. 80% Personalkosten. Bedeutsame Einsparungen im stationären

Bereich sind also nur zu realisieren, wenn das Personal freigesetzt (es ist aus systemischer Sicht fraglich, ob das politisch gewollt sein kann) oder anderweitig beschäftigt wird.

4. Einsparungen aus vermiedener vorzeitiger Erwerbsunfähigkeit könnten nur genutzt werden, wenn ein Finanztransfer von den Renten- zu den Krankenversicherungen stattfinden würde.

5. Einsparungen aus vermiedener Arbeitsunfähigkeit der ambulanten Therapie zuzuführen, wäre kaum praktikabel, weil Krankentagegeld im Rahmen der Lohnfortzahlung überwiegend zu Lasten der Arbeitgeber geht.

Schlußfolgerung

Es ist also nicht zu erwarten, daß sich die Ergebnisse der verschiedenen pharmakoökonomischen Studien, wonach aus systemischer Sicht neuere Antidepressiva trotz ihrer höheren Tagesbehandlungskosten in der Bilanz mit anderen direkten und indirekten Kosten zumindest kostenneutral eingesetzt werden könnten, ohne weiteres in die Praxis umsetzen lassen. Dem neuen medizinischen Bedarf Ressourcen aus Wirtschaftlichkeitsreserven zuzuführen, liegt weitgehend außerhalb des Einflußbereiches des Arztes. In den kommenden Möglichkeiten der integrierten Versorgung (mit kombinierten Budgets) liegen hierfür nur partiell Chancen. Deshalb bleiben medizinische Argumente entscheidend, nämlich daß psychisch Kranken der therapeutische Fortschritt nicht vorenthalten werden darf, daß sie diesbezüglich nicht gegenüber anderen Krankheiten diskriminiert werden dürfen. Entsprechend muß die Sache der psychisch Kranken in der beginnenden Debatte über Priorisierungen im Gesundheitswesen vertreten werden.

Literatur

American Psychiatric Association (APA) (1998) Practice guideline for the treatment of patients with panic disorder. Am J Psychiatry 155(Suppl):1–34

Canadian Coordinating Office of Health Technology Assessment (1997) Selective serotonin reuptake inhibitors (SSRIs) for major depression. Part II. The cost-effectiveness of SSRIs in treatment of depression. Canadian Coordinating Office for Health Technology Assessment, Ottawa; http://www.ccohta.ca

Crott R, Gilis P (1998) Economic comparisons of the pharmacotherapy of depression: An overview. Acta Psychiatrica Scandinavica 97:241–252

Fritze J (1998) Kosten-Nutzen-Relation von Antidepressiva. In: Helmchen H, Möller HJ (Hrsg) Psychiatrie für die Praxis 27. MMW Medien & Medizin Verlag, München, S 97–101

Fritze J (1999) Therapie mit Neuroleptika aus gesundheitspolitischer Sicht. In: Möller HJ, Müller N (Hrsg) Atypische Neuroleptika. Steinkopff, Darmstadt, S 123–154

Greenberg PE, Stiglin LE, Finkelstein SN, Berndt ER (1993) The economic burden of depression in 1990. J Clin Psychiatry 54:405–418

Henry JA, Rivas CA (1997) Constraints of antidepressant prescribing and principles of cost-effective antidepressant use. Part 2: Cost-effectiveness analyses. Pharmaco Economics 11:515–537

Jann MW, Cohen LJ (1998) Economic considerations and formulary management of oral antipsychotics. Dis Manage Health Outcomes 3:115–129

Lepine JP, Gastpar M, Mendlewicz J, Tylee A (1997) Depression in the community: The first pan-European study DEPRES (Depression Research in European Society). Int Clin Psychopharmacology 12:19–29

Linden M, Maier W, Achberger M, Herr R, Helmchen H, Benkert O (1996) Psychische Erkrankungen und ihre Behandlung in Allgemeinarztpraxen in Deutschland. Ergebnisse aus einer Studie der Weltgesundheitsorganisation (WHO). Nervenarzt 67:205–215

March JS, Frances A, Carpenter D, Kahn DA (1997) The Expert Consensus Guideline Series: Treatment of Obsessive-Compulsive Disorder, http://www.ocdresource.com

Murray CJL, Lopez AD (1997) Alternative projections of mortality and disability by cause 1990–2020: Global Burdon of Disease Study. Lancet 349:1498–1504

Nuijten MJC, Hardens M, Souetre E (1995) A Markov process analysis comparing the cost effectiveness of maintenance therapy with citalopram versus standard therapy in major depression. Pharmaco Economics 8:159–168

Tylee A, Gastpar M, Lepine JP, Mendlewicz J (1999) DEPRES II (Depression Research in European Society II): A patient survey of the symptoms, disability and current management of depression in the community. Int Clin Psychopharmacology 14:139–151

Sachverzeichnis